がんにならない毎日の食習慣

済《わた》陽《よう》高《たか》穂《ほ》

祥伝社黄金文庫

はじめに～がん治療の現場から

現在、日本人の2人に1人が、がんにかかり、3人に1人が命を落としています。この数字が示すとおり、がんは、まさに現代日本の国民病です。

私は消化器外科の医師として30年にわたり、臨床の現場でがんと戦ってきました。なんとかしてがん患者さんを救いたい、その思いだけで必死に修業し、手術の腕を磨いてきました。手術数は約4000例あまり、そのうち約半数が、がんの手術です。3章のなかで詳しく触れますが、ある時期をさかいに、私はがんを完治させるには、手術、抗がん剤治療、放射線治療の三大療法だけでは限界があるのではないか、と思い始めました。

二〇〇二年に行なった、がん患者さんの術後・追跡調査が、その思いを確信に変えました。一般に「がんの治癒《ちゆ》」は、5年生存率が目安とされていますが、その5年生存率が52%だったのです。この数字には愕然《がくぜん》としました。約半分の患者さんが亡くなっているという現実。手術は成功し、がん病巣は的確に切除できていたはずだったのに、です。

患者さんを助けたい、そのためにはどうすればいいのか。再発を防ぎ、患者さんをがんから本当に解放するにはなにをすればいいのか。

結論を言うと、その患者さんが持っている「がん体質」を本質的に変えなければならないということにたどりつきました。食事によって病態が改善したいくつかの症例、そして、先達《せんだつ》のそれぞれの心血を注いだ食事療法を参考に、私は16年前から関心を持っていた「がんと食事の関係」を本格的に研究し始めたのです。

そして、導き出したのが「済陽《わたよう》式食事療法」（栄養・代謝療法）です。

がんは生活習慣病である

私は、手術にかかわった2000例のがん患者さんたちに、その食生活を聞いていました。ほとんどが肉食中心、野菜不足、塩分過多の方ばかりでした。また、喫煙者も多数を占めていました。長年、外科医をしていると、病態を診るだけで、その方の食生活の状態がわかります。

世界的な疫《えき》学者、ドール博士が一九八一年に発表した有名な研究があります。ここにも、「がんの原因の30％は喫煙で、35％は食事、アルコールや薬剤、添加物などを含めると40〜50％は口を経由する食品」とあります。まさに慧眼《けいがん》です。

がんは生活習慣病であり、逆に言えば食事、喫煙など食を含む生活習慣を見直すことで、6〜7割は改善できることになります。食習慣、生活習慣が「がん体質」を作り出しているのです。

私は、現在の日本の食習慣、生活習慣に大きな危惧をいだいています。

いま私たちが口にしている食べものは、農薬、保存剤、合成添加物などにまみれていると言っても過言ではありません。動物性脂肪やたんぱく質、油脂《ゆし》の過剰摂取もおおいに問題です。ファストフードやコンビニエンスストアで買う弁当、加工食品の利用は、いまや若年層だけに限らず、老壮青、どの世代でも日常的に見られます。

このような栄養価も低く、農薬、添加物などを混入された食品を摂り、元気でいなさい、病気になるな、というのはからだにとって無理な注文です。これらの持続的摂取は、人間の持つ免疫力をみるみる低下させていくからです。

ジャンクフードのルーツはナチスの戦闘食

みなさんもよく口にされる、ハンバーガーやフライドチキンなどのジャンクフードについて述べてみます。ジャンクフードは、からだに悪いと言われています。では、なぜジャンクフードは悪いのでしょうか。

ジャンクフードのルーツは、第二次世界大戦でのナチス・ドイツのコンバットミール（戦闘食）です。戦場という特殊な環境下で、兵士の体力を最大限に引き出すために無理に作った食事なのです。当時のナチス、すなわち戦前ドイツの科学は、世界のトップでした。その栄養学者たちが知恵をしぼり、体力増強は４２００キロカロリーの食事がいちばんと作り上げたのです。お酒や間食を入れると、１日軽く５０００キロカロリーを超えます。肉と脂《あぶら》の高エネルギー食です。

人間が１日に必要な摂取カロリーは、１８００から２０００キロカロリー程度ということから見ても、いかに非常識な数字か、おわかりいただけると思います。ただただ強い軍隊を作る、まさに強力なロボットを増産するように作られた非人道的な食事だったのです。

そのナチスの戦闘食を引き継いだのが、アメリカ軍です。第二次世界大戦後も朝鮮戦争、ベトナム戦争と、アメリカは戦争が続きました。帰ってきたGIたちは、その高カロリーの食事が忘れられず、その味を求めたのです。

そのため、アメリカは心臓病などの生活習慣病が多発しました。その危険にいち早く気づいたのも、またアメリカで、一九七〇年代から国家の威信をかけ、健康政策に邁進《まいしん》します。これは1章で述べてみます。

いかにジャンクフードが悪いかの証拠があります。私が医学生の頃ですから、一九六五年当時のことです。朝鮮戦争に従軍した26歳の男性が心筋梗塞《しんきんこうそく》で亡くなり、その解剖図がアメリカ版の教科書にかかげられ、授業で使われました。教える教師も、また教わる私たちも信じられない思いでした。26歳の男性が心筋梗塞ですから。

でも、そんな高カロリーの戦闘食なら起こりうるのです。血管は脂肪栓で詰まっているし、動脈硬化も早く発症していました。原因は塩と脂です。若くても起こるのです。世界的にも有名なアンダーソンの病理学教科書には、こんな症例がいくつもありました。

いま大事なのは、病気になる前の「予防医学」

子どもたちの食生活が乱れています。いま、全国の学校医たちが心配しています。現在の食生活を続けていると、成人して50歳くらいで病気で死亡する率が非常に高くなるのではないか、と。

いまの日本は、40年前のアメリカと酷似しています。このままでは人間もそうですが、国家まで本当に危うくなるのでは、と危惧しています。毎年増え続け、いまや日本人の3人に1人を死に追い込んでいるがん。そのがんになるか、ならないかは毎日の食習慣で決まってくるのです。

がん患者を救いたい、それも進行した、あるいは晩期《ばんき》と言われている患者さんを助けたい。その思いから私は、ここ数年、がんと向き合っている闘病中の方を対象に、著作を続けてきました。

今回、文庫という機会をいただき、はじめて「がん予防」の本を書こうとしています。しかし、この本はがんにかぎりません。メタボリック・シンドロームをはじめとする、すべての生活習慣病の予防・改善にも役立ちます。よい材料を用いればよい製品ができるように、よい食品を摂ればからだ全体によい栄養素がいきわたり、健康なからだを作り上げることができるのです。

これからの日本の医療で、重要なのは、なんといっても「予防医学」です。病気になってから「治してもらう」のではなく、自らが気をつけ、病気を「予防する」。これが大事なのです。本書で、この予防医学という理念を実践するために「済陽式・がんにならない毎日の食習慣」を提案したいと思います。食習慣を含め、日々の生活習慣を見直す一助としていただければ幸いです。

二〇一〇年七月

済陽《わたよう》　高穂《たかほ》

『がんにならない毎日の食習慣』目次

1章 先進国で日本だけ、がん死が急増！

2章 なぜ、人間はがんになるのか？

3章 がんには食事療法が有効

4章 「済陽式食事療法」8原則

5章　がんにならない食習慣

６章 がんにならない食材選び

7章 がんにならない生活習慣

イラスト／みひらともこ
本文図版／DAX

1章

先進国で日本だけ、がん死が急増！

なぜ、日本でがん死が増えているのか?

一九八一年に脳血管疾患を抜き、日本人の死亡原因1位の座についてから約30年、がんは年々増加の一途をたどり、まさに独走状態です。この30年間に医学はめざましく進歩をとげ、多くの治療法も開発されているのに、この惨状です。

現在では、日本人の2人に1人ががんになり、3人に1人ががんで亡くなるという時代です。夫婦単位で考えるなら、夫、妻のどちらかが必ず、がんにかかることになります。まさに国民病です。

現在、日本のがん患者数は約300万人ですが、二〇一五年には540万人にまで増えると予想され、「がんの二〇一五年問題」といまから恐れられています。もう歯止めがきかなくなった状態で、まさに社会問題化しています。

厚生労働省の人口動態統計によると、二〇〇九年の年間死亡者数は114万1920人、そのうち、がんで亡くなった人はじつに34万3954人。全死因の3割です。2位の心疾患、3位の脳血管疾患を合わせても31万人以下ですから、この数字の多さは飛びぬけています。ちなみに、この三大生活習慣病で、日本人の全死因の約6割を

日本人のおもな死因

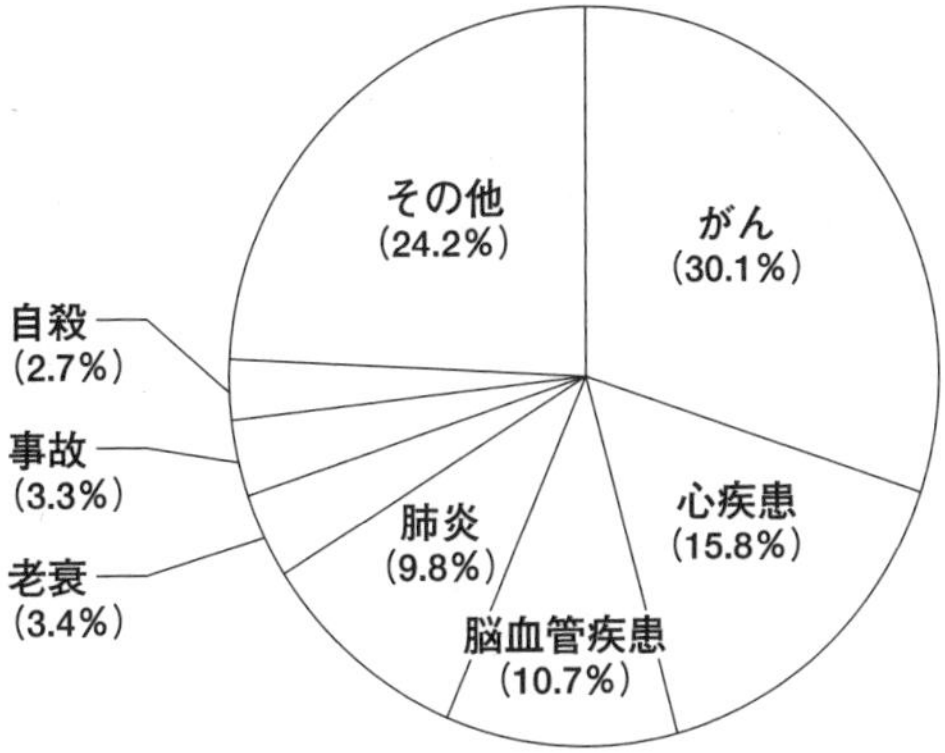

（厚生労働省「平成21年人口動態統計」より）

日本人の死因別・死亡率

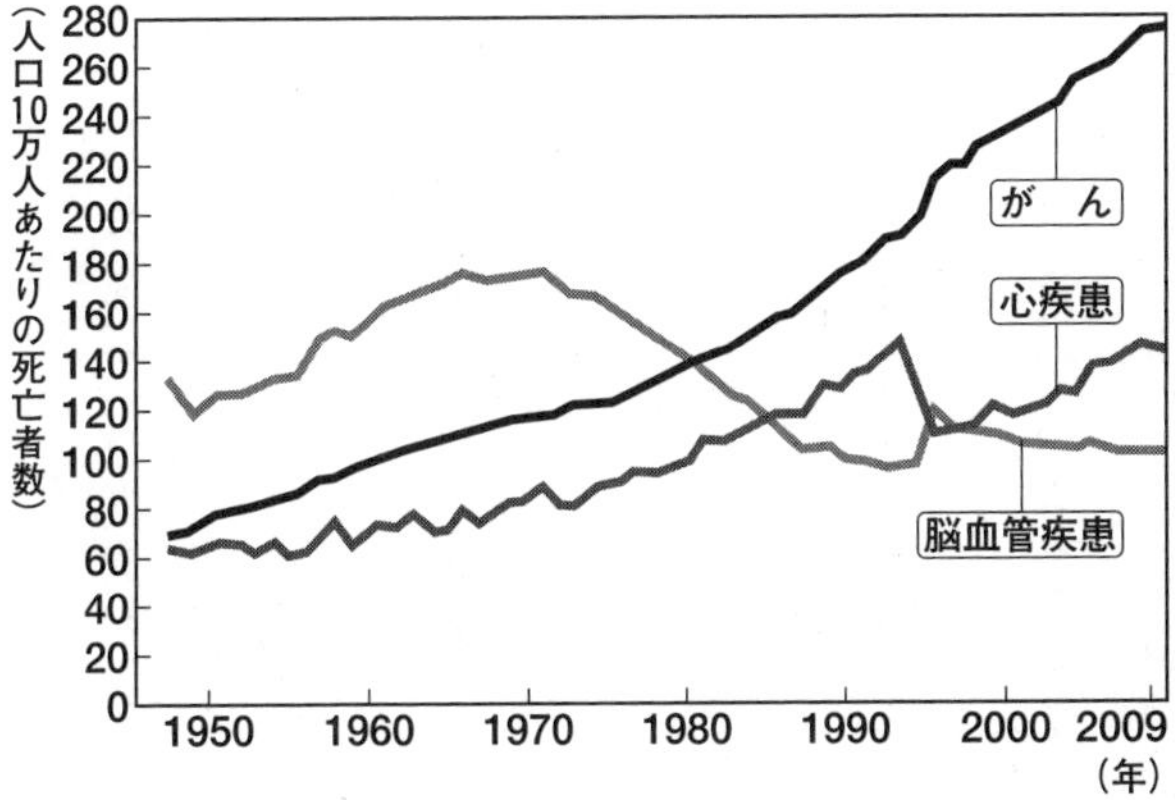

（厚生労働省「平成21年人口動態統計」より）

占めています。

この三大生活習慣病をなんとか治していく、または予防する、早期発見しスマートな治療を進めていく、そうすることで日本人の死亡数を減らしていかなければならないと考えています。この取り組みが、私たち現代の医療人にとっての大きな課題だと思っています。

がんに話を戻すと、先に述べましたが二〇〇九年のがん死は34万3954人。年間死亡総計で2位だった一九八〇年は約16万人でしたから、2倍以上になっています。一九六〇年頃までさかのぼると、じつに3倍以上です。

最近の3年を見ても二〇〇六年が32万9314人、二〇〇七年は33万6290人、二〇〇八年は34万2963人。1年ごとに万の位が上がっています。

日本では、がんで死亡する人が数十年にわたり、年に数千人単位で増え続けていることになります。

がんの種類にも大きな変化が表われています。かつての死因で、もっとも多いがんは胃がんでした。現在では肺がん、乳がん、大腸がん、前立腺がんなど「欧米型」と

がんの臓器別死亡者数

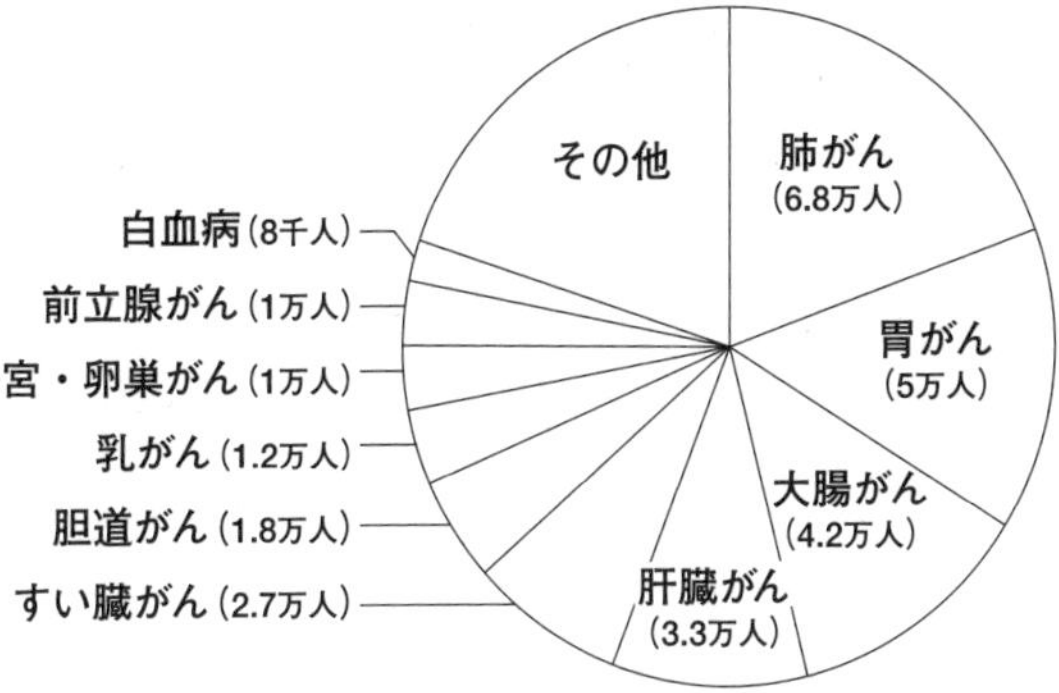

2009年のがん死：合計343,954人

（厚生労働省「平成21年人口動態総計」より）

呼ばれるがんが増加し、死亡率を押し上げています。二〇〇九年度で、死亡者数の多いがんの種類を列記しておきます。トップが肺がんで順に胃がん、大腸がん、肝臓がん、すい臓がんと続きます。

毎日生まれる、数千個の「がんの芽」

がんができる過程について簡単に説明しておきます。私たち人間のからだは、約60兆個という膨大な数の細胞からできています。そして毎日数千億単位の細胞が死に、代わりに新しい細胞が誕生します。

この入れ替え＝新陳代謝《しんちんたいしゃ》によって、人間は元気でいられるのです。しかし、どんな精密機械でもミスがあります。細胞が分裂・合成する時に遺伝子（DNA）が傷つき、ミスをするのです。

もうすこし詳しく説明してみましょう。DNAは、2本のロープがより合わさったような二重螺旋《らせん》の構造になっています。一九五三年、これを発見したのはワトソン、クリックらで、世紀の発見と言われました。その功績で、彼らは9年後にノーベル賞を受賞しています。

細胞が分裂する時には、遺伝情報を伝えるため、このDNAを複製しなければなりません。一度、この2本のロープの結合がはずれ、それぞれをコピーして再合成し、もう一対を作るわけです。しかし、この時なんらかの理由でDNAが傷つくと、正常ではない細胞が複製されることになります。これが、遺伝子の傷、突然変異で生まれる細胞「がんの芽」です。どんなに健康な人でも起こっているのです。その数は一説には、1日あたり約5000個と言われていますが、まちがいなく数千個単位でがんの芽は発生しているのです。

このがん細胞が生まれても、すべての人ががんになるわけではありません。人間のからだでは、これらを抑える免疫《めんえき》の監視機構＝免疫細胞「マクロファージ」や「リンパ球」、「ナチュラルキラー（NK）細胞」などが働き、毎日生まれる数千個の「がんの芽」を退治しているからです。

しかし、免疫能の低下などさまざまな理由から、こうした幾重にもあるからだの防御機構を逃れたがんが生まれます。それらが成長し、歯止めがきかなくなり、無限に分裂を繰り返していきます。そして長い年月を経て、がん細胞に成長していくのです。

日本は、がんの少ない国だった

なぜ、日本人にがんは増え続けているのでしょうか。まず、急速な高齢化の影響があります。日本は世界一の長寿国になっています。前述したように、がんは細胞の遺伝子の傷がもとで起きる病気です。長生きすればするほど、その傷、突然変異は蓄積されます。また免疫能の働きも衰えます。

がんが老化の一種と言われるのもそのためです。だから、年をとればとるほどがんになる人は増えてくるし、それにともない、亡くなる人も当然のごとく増えていきます。

しかし、日本人にがん死が増え続けている問題を、これだけで片づけてはいけないと私は思っています。なぜなら、アメリカ、イギリスなど他の先進諸国で、がんの死亡率が減少している事実があるからです。

アメリカでは、一九九〇年代前半から罹患《りかん》率も死亡率も減少し始め、現在もさらに減少しています。イタリアやフランス、イギリスなども同様です。では、なぜ日本だけでがん死が増え続けているのでしょうか。

もともと日本は、先進国できわだって「がんの少ない国」でした。25ページのグラフ、一九五〇年のところを注目してください。学会などに行くと、海外の研究者からも、「なぜ、日本人には乳がんや大腸がんが少ないのか」と質問を受けるほどだったのです。そんな日本に、なにが起きているのでしょうか。

がん死亡率の国別比較

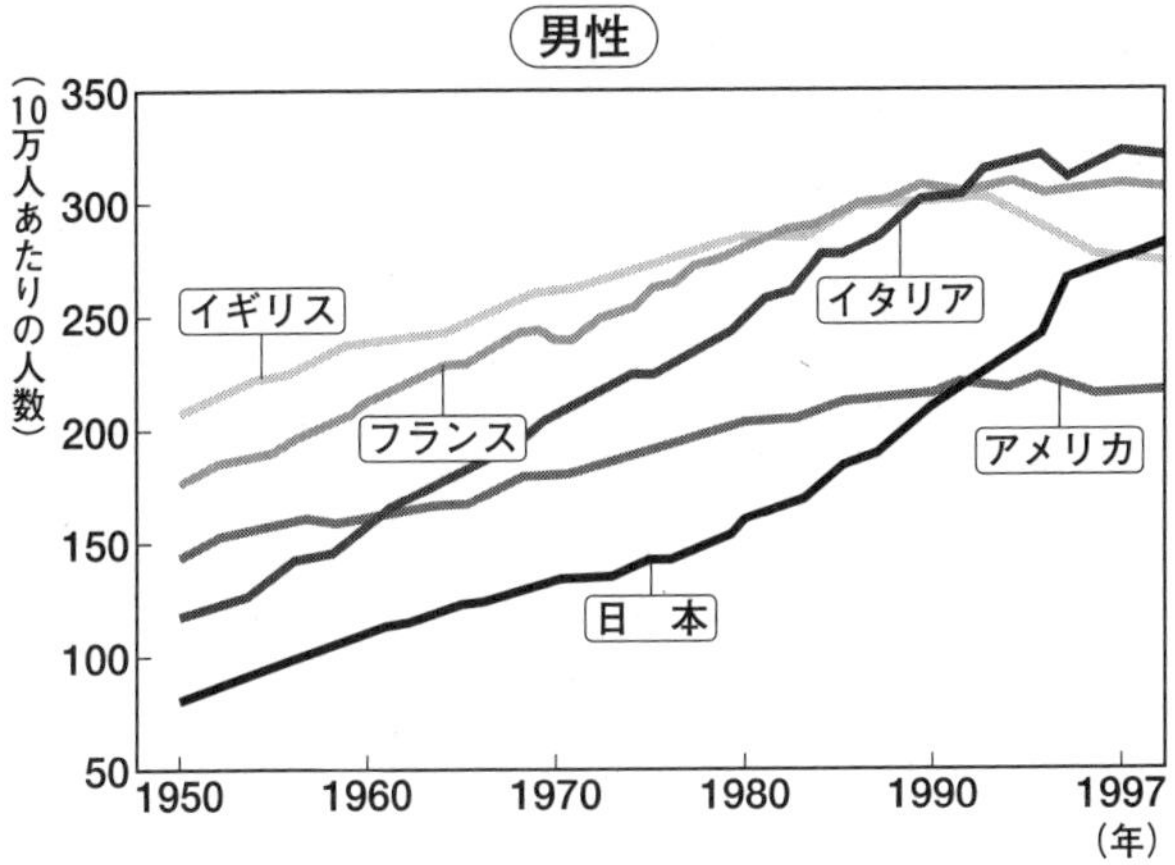

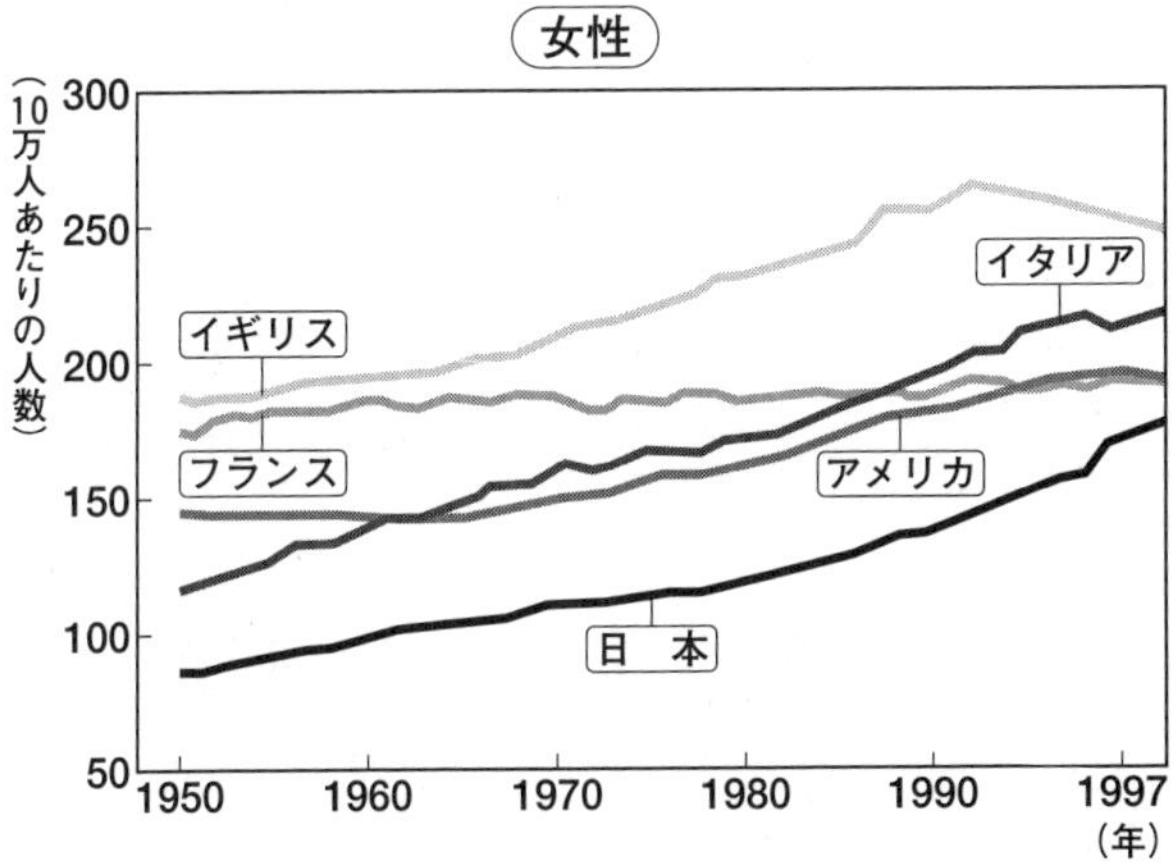

（WHO調査より）

アメリカのがん対策に学べ

後で詳しく述べますが、日本人のがんが増えている原因のひとつとして、「食生活の欧米化」があります。ところが、原因の引き合いに出される、その本家本元のアメリカやイギリスなど欧米諸国では、逆にがんの死亡率は、いまでは減少しています。

アメリカでも、やはり一九八〇年代後半までは、がんにかかる人は増加していました。それが一九九〇年から一九九五年をさかいに、罹患率も死亡率も減少し始め、現在もその傾向は続いています。

その大きなきっかけとなったのが、一九七七年に発表された「マクガバン・レポート」です。アメリカ上院の委員会による調査報告で、正式名称は「アメリカ合衆国・上院栄養問題特別委員会報告書」と言います。この委員会の責任者を務めたジョージ・マクガバン上院議員の名前を取り、通称「マクガバン・レポート」と呼ばれています。

当時のアメリカは、心臓病、がん、脳梗塞《のうこうそく》、糖尿病など生活習慣病が急増し、国民医療費が増大しており、その負担額は国家財政を圧迫するほどでした。

ときの大統領、ジェラルド・R・フォードは「医学は進歩しているのに、なぜ生活習慣病がアメリカでこんなに増え続けるのか」の疑問をもとに、その原因調査の特別委員会を設置しました。委員長のマクガバンは、医療・栄養などの専門家3000人を集め、アメリカ国民の健康と食事について2年にわたり、徹底的な調査と考察を行ないました。そして、議会に提出されたのが、5000ページにも及ぶ膨大なマクガバン・レポートです。その内容を簡単に紹介しましょう。

○肉食中心の食生活が、がん、心臓病、糖尿病を生んでいる
○野菜の摂取量減少によるビタミン、ミネラルの不足
○医学界は、病気と栄養の問題を無視してきた

そして、「がんや心臓病などのさまざまな慢性病は、肉食中心の誤った食生活が生み出した〝食原病《しょくげんびょう》〟であり、薬では治らない」。さらに、「私たちはこの事実を素直に認め、ただちに食生活を改善する必要がある」とまで断じているのです。

「食」を対象にしたアメリカの政策

このマクガバン・レポートが、以降のアメリカの食生活指導の基盤となっていきます。そして、このレポートを受けて、一九七九年にアメリカ食品医薬品局（FDA）は、さっそく対策を打ち出しました。「ヘルシーピープル」という健康政策です。

一九八〇年に始まり、健康・医療・食事に関するさまざまな数値目標を設定、10年単位で達成していこうとするもので、今年は、第三次「ヘルシーピープル二〇一〇」にあたります。今後も達成度を評価し、あらたな目標設定を行ないながら、この政策はずっと引き継がれていくのです。

さらに、一九九〇年にはアメリカ国立がん研究所が「デザイナーフーズ・プロジェクト」を立ち上げ、がん予防に有効な植物性食品（野菜、果物、穀類、香辛料《こうしんりょう》など）の積極的な摂取を呼びかけました。食品によるがん予防です。

翌年、やはりアメリカ国立がん研究所などが始めた「5 A DAY運動」も有名です。「1日に5サービング以上、野菜と果物を食べましょう」という官民一体となった啓蒙《けいもう》運動です。サービングとは、飲食物1人前を指す単位で、皿の意味です。

日本とアメリカの野菜摂取量

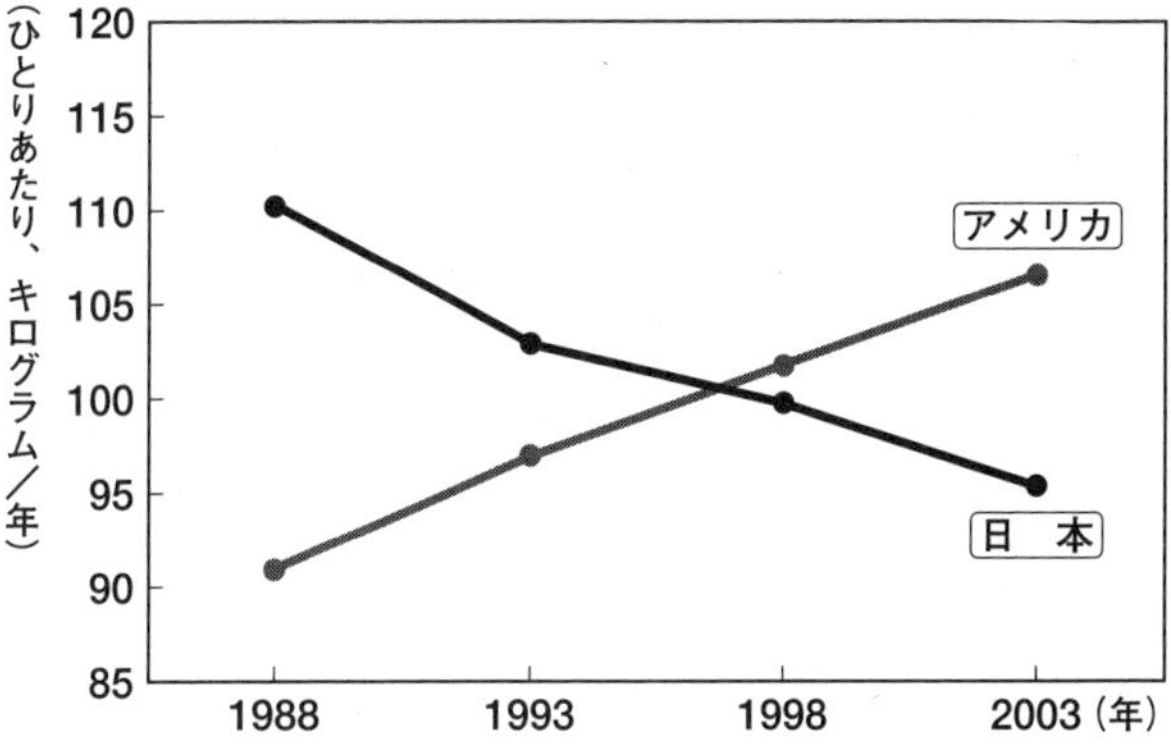

（農林水産省「食料需給表」、FAO「Food Balance Sheet」より）

　この努力が実り、ここ20年、アメリカでは、野菜摂取量が増え続けています。逆に日本は減り続けていて、1人あたりの摂取量比較では一九九〇年代後半に逆転され、その差は大きく拡がりつつあります。

　一九九七年には、アメリカがん研究財団などが、食物・栄養、がんに関する膨大な研究論文を分析し、その結果を「がん予防15カ条」として世界に発表、提言しています。

　いつも思うのですが、よいと思ったらすぐに実行に移すアメリカの行動力は、見習う必要があると思います。

25年遅れた日本のがん対策

そのアメリカでは、一九九〇年代前半からがんは減少を続けています。運動の開始から10年とすこしかかっていますが、努力がみごとに結実しています。もちろん、死亡率が減っている背景には、医療技術の進歩や検診制度の普及など、さまざまな要因が影響しているとは思います。

計画じたいは中断した形になりましたが、一九七一年にも、当時のニクソン大統領が莫大《ばくだい》な国家予算を投入し、「がん対策法」を策定しています。しかし、アメリカはその失敗をあきらめず、マクガバン・レポートにつなげています。国をあげての取り組みが、アメリカでのがん死亡率の減少につながっているのです。

「国民の健康こそ、国家の基礎をなす」という国家運営を担う政府、政治家の気概です。マクガバン・レポートに端を発した、この食事運動のキャンペーン活動は、ヨーロッパ各国にも普及していきました。アメリカに倣《なら》い、ここ十数年、イギリスやフランスなどでも医科栄養学の拡充が進められています。

後で述べますが、日本人の食生活が決定的に変化したと言われているのが、一九七〇年代のはじめですから、この時期の符合は、なんとも皮肉な感じがします。日本で「がん対策基本法」が成立したのは二〇〇六年。じつに25年あまりの差があります。

現在、日本ではがんで命を落とす人が増え続けています。減りつつある欧米の潮流から、あきらかに遅れをとっています。がんに対する国家としての施策や医療現場の取り組みの違い・遅れが、この現状を招いたと言っても過言ではありません。

なかでも、いちばん大きな違いは、「がんに関する栄養教育、食事指導」だと私は考えています。日本と欧米の大学医学部における臨床栄養教育「医科栄養学」、この授業時間の大きな差に、日本の取り組みの遅れが表われていると思います。40年以上前、マクガバン・レポートが奇しくも指摘した「医学界は病気と食事の問題を無視してきた」問題が、いまの日本にあるのです。

がんの原因は食事が35%、喫煙が30%

「はじめに」でも触れましたが、がんと食事に関して世界的な研究があります。オックスフォード大学教授で著名な疫学者、故リチャード・ドール博士の研究です。疫学とは、病気の原因や健康状態などを、多くの集団や広い地域を対象にして統計的に究明する学問です。

一九八一年、アメリカ国立がん研究所に在籍していたドール博士は、この疫学調査の結果、「アメリカ人のがんの原因の35％は食事、30％は喫煙にある」と発表しました（33ページのグラフ参照）。アルコールや薬剤、添加物を含めると、がんの原因の40〜50％が口を経由する食品にあるという発表です。喫煙も含めると、原因の80％近くになります。

当時、がんは遺伝的要素が強く、防ぐことは難しいと考えられていました。かかる、かからないは運、不運の次元ということです。しかし、このドール博士の研究から「がんは生活習慣病である」と考えられ、喫煙、食事の摂取などの生活習慣の見直しで、がんは防ぐことができるということになったのです。

これは、大変な反響を呼びました。いまでは禁煙、食事の見直しなどで、がんの6〜7割は予防可能と言われていますが、この発表がその原点です。ドール博士の研究は、現代人への大きな警鐘となりました。

がんの原因

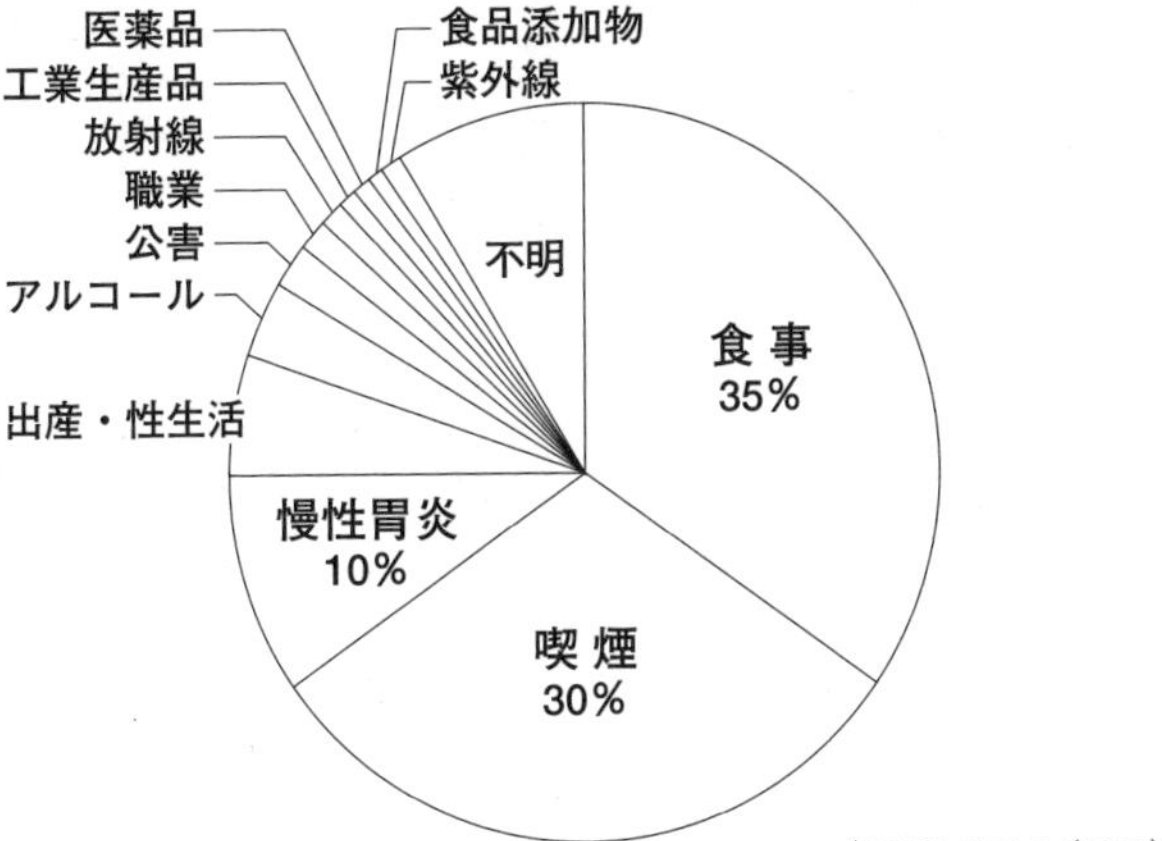

（NCI,Sir D.Doll／1981）

日本人の食生活が変わった

日本人になぜ、がんが増え続けているのかを再度見てみます。まず、大きな原因のひとつが食生活の激変です。第二次世界大戦後、食生活が欧米化したのが大きな原因とされています。

これは、二〇〇〇年の厚生労働省発表、食材の変遷を見れば一目瞭然です。一九六〇年と二〇〇〇年の比較（35ページのグラフ参照）ですが、米の消費量は約45％で半分以上の減少です。

逆に、肉類は4・1倍、牛乳・乳製品は3・8倍と激増しています。油脂類も2倍以上。たった40年のあいだに、です。

食生活について、すこし日本の歴史をさかのぼってみましょう。日本人の「食」が大きく変わったきっかけは、明治維新でした。

私たち日本人は1200年にわたり、四足歩行動物などの肉食をよしとしない食文化を持っていました。飛鳥・奈良の時代から仏教の教えをもとに、基本的に肉食が禁じられてきたからです。

しかし、明治の文明開化以降、日本人にも肉を食べる習慣が入ってきました。あの福沢諭吉が牛肉を推奨し、明治天皇がめしあがったことで、牛鍋（すき焼きの原型）が人気になり、肉食が日本人の食文化に急速に浸透していったのです。といっても、まだ一部の富裕層しか食べられませんでした。せいぜい人口の1割くらいだったと思います。まだまだ米、魚、野菜が日本人の食事の中心でした。

そして一九四五（昭和二十）年の敗戦。大柄な欧米人の体格への劣等感から、肉を中心とした食生活の欧米化が推進されたのです。アメリカ文化の流入、そして経済の復興もあり、日本人の食習慣はどんどん変化していきました。肉をどんどん食べ出したのです。

日本人の食生活の変化

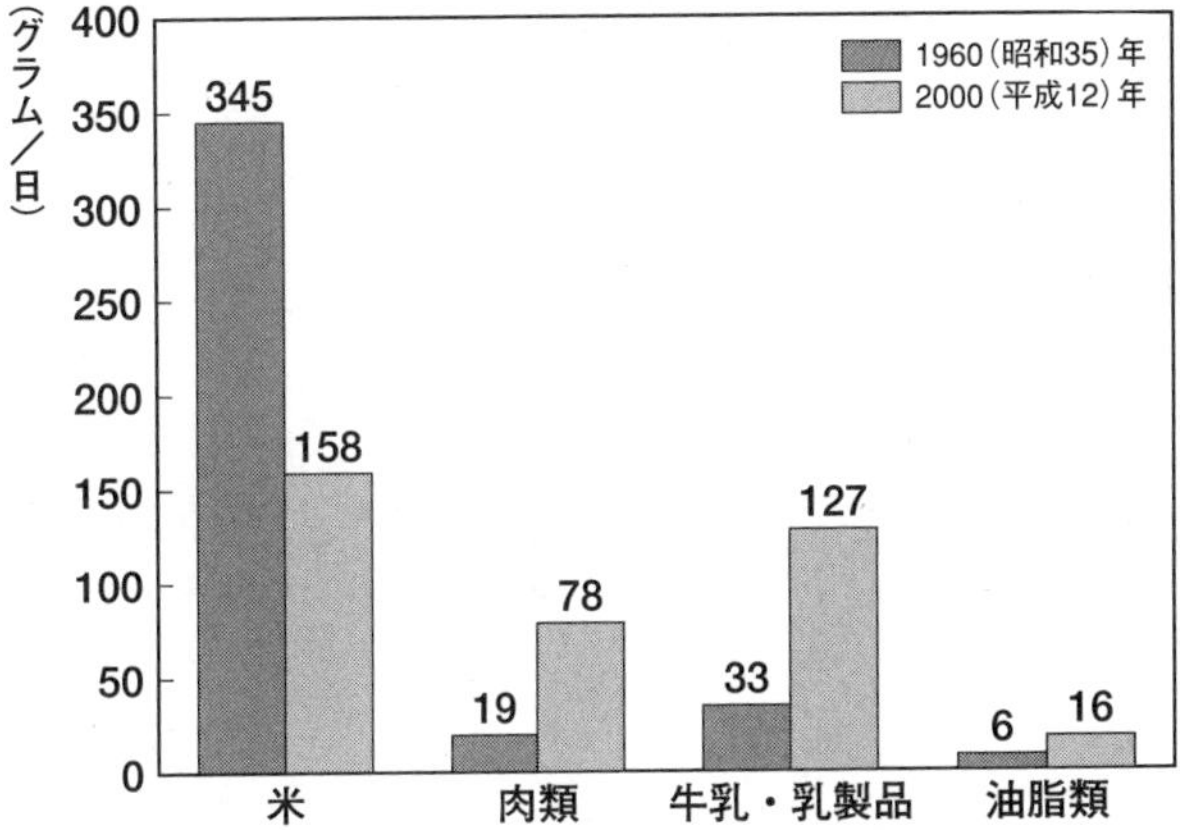

（厚生労働省の資料より）

なかでも、日本人の食生活激変の決定打とされているのが、一九七一年に東京にオープンしたハンバーガーショップです。まさにアメリカそのもの、「早い」「安い」「どこで食べても同じ味」のファストフードです。この衝撃の「食」はまたたく間《ま》に日本中を席巻していきました。同時にフライドチキン、ステーキ、ピザ、アイスクリームのチェーン店などが日本に押し寄せ、人気を博します。

日本人の食習慣が加速度的に変わっていったのです。コーラなどの普及も変化の後押しをしています。程度の差こそあれ、この本を手にされているみなさんも、大なり小なりなじんだ、そして親しんだ味だと思います。

皮肉なめぐりあわせですが、この時期にアメリカは国家の威信をかけて、国民の健康改善のため、食の問題の調査・研究に取り組み始めていたのです。

沖縄県の「26ショック」

食生活の激変が健康にどう影響を与えているか、その見本のようになっているのが沖縄県です。現在も基地問題などさまざまな問題を抱えていますが、県民の健康問題でも大きな問題を突きつけられています。

沖縄県は、昔から全国一の健康・長寿の地域として有名でした。ところが、ずっと都道府県別で上位だった男性の平均寿命が、二〇〇〇年に全国平均以下の26位に急落したのです。「沖縄26ショック」と呼ばれ、大きな話題になりました。

ランクを大きく落とす原因になったのは、35歳から44歳の死亡率が全国で1位、最悪になったことです。このことは、県民に大きな危機意識を植えつけました。

原因は、戦後、米軍に占領されてからの食生活の変化にあります。とくに、男性の若い世代がこの影響を受けたのです。豆腐や沖縄野菜を豊富に取り入れたチャンプルーなどの沖縄の伝統食から離れ、ファストフード、ステーキといった欧米風の食事に親しんでいったのです。

これにともない肥満が進み、心臓病などの生活習慣病が急増しました。当然のごとく、医療費も増大しています。沖縄県はいま、県をあげて伝統食を見直すなど、健康再建に取り組んでいます。

小中学生の糖尿病は、20年前の10倍！

この問題は、なにも沖縄県に限ったことではありません。数十年にわたり、日本は「飽食の時代」という暗雲に覆いつくされています。働きざかりを中心に、糖尿病など生活習慣病が日本中に蔓延《まんえん》しています。

厚生労働省の「平成十九年度 国民健康・栄養調査」の報告では、日本における糖尿病の患者数は890万人、予備軍で1320万人、合わせると合計2210万人と、とうとう2000万人の大台を超えてしまいました。平成十四年の同調査では、合計で1620万人でしたから、5年間で590万人も増えているのです。そして、さらにこの勢いは、年々増加傾向にあると言われています。

なかでも、いま私がもっとも危惧しているのは、小中学生から20代の若い層の食です。ジャンクフードが日常化し、レトルト食品が家庭に満ちています。

朝食も食べずに学校へ行き、学校が終わったらそのまま塾に直行。夕食は塾が終わってからという遅い時間、またはファストフードですませてしまう。レトルトではなくても、食卓には養殖の魚やブロイラーの肉、添加物や農薬にまみれた野菜などが並ぶ。安い、便利ということでコンビニなどの高カロリーの弁当もよく食べられているようです。加えてパソコンやゲーム機の普及もあり、外で遊ぶ機会が少なくなり、運動不足が追い討ちをかけています。

最近では、児童の肥満が急増、小学生の肥満はなんと30％を超えています。それにともない、小中学生にもⅡ型糖尿病が広がっているのです。20年前に比べると約10倍の増加という脅威的な数字です。

このままでは、ますます重大化すると全国の学校医が心配しているのですが、学校医でなくても心配な数字です。

これはたいへん危険な兆候です。子どもの肥満は、成人になってからの生活習慣病に直結します。メタボリック・シンドローム、失明や腎不全《じんふぜん》などの糖尿病の合併症、心筋梗塞などが待ちかまえています。

将来の心配だけではありません。甘いものやハンバーグ、揚げものなど、子どもが大好きなものだけ食べさせていると、免疫力が低下します。まだ完成されていない子どものからだに余分な脂肪が大量に溜《た》まり、血液に乗って流れると、リンパ球やマクロファージなどの免疫細胞が、それらを処理するため総動員されるので、ウイルスや菌に対する免疫力が落ちてしまいます。そのため、風邪などの感染症にかかりやすくなるのです。

近年、がんの若年化が進んでいますが、青少年たちを中心とした伝統的な日本食離れが大きくかかわっていると私は考えています。

メタボリック・シンドロームとがんの関係

先述した「平成十九年度 国民健康・栄養調査」によると40~74歳の男性の2人に1人、女性では5人に1人がメタボリック・シンドローム、または、その予備軍だとされています。メタボリック・シンドロームは内臓脂肪症候群と言われ、発表当時、審査基準も含め大きな話題になりました。

内臓脂肪の蓄積を推測する腹囲や中性脂肪、血圧、血糖の四つの数値は、もう有名ですね。内臓肥満に加え、ほかのふたつ以上の項目で異常があると、メタボリック・シンドロームと判断されるというものです。

メタボリック・シンドロームは、糖尿病などの生活習慣病や動脈硬化を進行させ、心臓病や脳血管疾患を引き起こす怖い病態です。死に至る確率の高さも含め二〇〇五年の発表時は、マスコミを含めずいぶんと騒がれたものです。そのメタボリック・シンドロームという言葉もいまでは略され、メタボという言葉で世に定着しています。

このメタボがじつは、がんとおおいに関係があるのです。代謝が悪くなるにつれ、体内脂肪が増えたり血糖値が高くなったり、コレステロール値が高くなったり、血圧が高くなったりします。これらは、糖尿病や心臓病などの原因と言われていますが、一見、がんとはぜんぜん関係なさそうです。しかし、そうではありません。

2章で詳しく述べますが、メタボになると血中のLDLが増えます。悪玉コレステロールです。それに活性酸素が結合して酸化LDLになると、毒性が非常に強くなります。これを早く処理しなくてはと処理部隊＝単球由来のマクロファージが出てきます。これが懸命にLDLコレステロールを食べ、貪食《どんしょく》処理するのです。処理した後には死滅して死骸《しがい》が残ります。これが粥状腫《じゅくじょうしゅ》、アテロームと言って動脈硬化の原因になります。

がんとの関係で言えば、問題はマクロファージのもうひとつの機能、すなわち免疫の働きが希薄になることです。

LDLコレステロールの処理に追われ、食べては死んでを繰り返すので、マクロファージの数が少なくなります。すると、毎日数千個も発生するがんの芽を摘む仕事ができなくなり、がんの発生をうながすことになるのです。高脂血症《こうしけつしょう》、LDLコレステロール、活性酸素、動脈硬化、メタボ、すべて発がんとおおいに関係があります。

肥満はがんにつながる

中高年男性の2人に1人がメタボ患者という数値と、日本人にがんが増加しているという現実、この関連を見ても、がんは生活習慣病とご理解いただけると思います。

最近は、肥満と深くかかわるがんが増えています。その代表が乳がん、子宮体がんなどです。これらのがんは、女性ホルモンが多い環境にあるほど発生・増殖しやすいことで知られています。

肥満になると、肥満細胞から女性ホルモンを作り出す物質や乳がん、子宮体がんを悪化させる物質などが分泌されます。その結果、これらのがんのリスクが高まると考えられているのです。

また、世界がん研究基金とアメリカがん研究財団が発表したレポートでは、体脂肪の増加が、七つのがん（大腸がん、閉経後の女性の乳がん、食道がん、すい臓がん、子宮体がん、腎臓がん、胆嚢《たんのう》がん）のリスクを増加させるとあります。肥満は、がんの発生・増殖をうながすリスクのひとつとして要注意です。

崩壊した「食」の安全性

がんの発生原因はさまざまです。まだまだ不明な点も多く、世界中の研究機関で解明が進められていますが、食品にかかわるものでは、農薬や食品添加物などもがんの発生に関与するとされています。

食品の偽装表示、産地偽装問題などが一時期、社会問題になり、マスコミも巻き込んで大騒ぎになったことがありました。近年の栄養障害のほとんどは、大量生産にまつわることが原因になっています。

素直に食品の安全性を信じられない、そんな思いもあります。環境汚染、食品添加物などの氾濫で、健康な食生活を維持しにくくなっているのも事実です。ただ、私たちの努力も大事です。それは次のふたつです。

①「安ければいい」の発想を捨てる
②「食材の出自《しゅつじ》」を尊重する

食材の出自は、トレーサビリティと言われるもので、食品の安全性を確認するために飼育、栽培の生産段階から、加工、製造、流通の経路がはっきりわかるように、製品にICタグをつけて追跡を可能にしたものです。

ただ、食品になると、すべてにトレーサビリティを行なうのが難しかったり、通常の生活で、そこまで徹底するのも、たいへんなことです。しかし、りんごやお米など、生産者の顔写真が入っているものや、その製品の出自がわかるものも多くなってきています。

より安全な食品を食べることが、健康につながるのですから、食品のタグやラベルを見て、成分の内容を確認するなどの努力はしてほしいと思います。

活性酸素を生むストレス社会

現代社会は、ストレス社会と言ってもいいでしょう。私たちは、じつに多くのストレスを感じながら生活しています。ストレスには身体的ストレス、精神的ストレス、環境ストレスなどがあります。

いまの日本は、まさにストレス社会の見本市です。世界的な不況下でのリストラ、それに付随しての高い失業率、就職率の低下。働いている人でも、業績悪化で下がり続ける給料、過剰労働による過労、仕事上の人間関係、将来への生活不安など数え上げたらキリがありません。ストレスを感じるな、と言うほうが無理な状況です。

過剰とも言えるストレスを感じたら、人間はどうなるのか。自律神経のバランスが崩れてしまいます。自律神経には交感神経《こうかんしんけい》と副交感神経《ふくこうかんしんけい》とふたつありますが、大きなストレスを抱え込むと、交感神経が長期間にわたり緊張した状態になります。

最近、これらの自律神経が、免疫に影響することがわかってきています。免疫の主役の白血球は、おもにリンパ球と顆粒球《かりゅうきゅう》に分けられます。交感神経は顆粒球を増やし、副交感神経はリンパ球を増やします。交感神経の緊張が高まると次々に顆粒球が作られるのです。

そして、この顆粒球は自らの役割を終えると消えてしまいますが、その時、活性酸素などの毒素を出します。この活性酸素が、がんにどう関与しているのかを、次の2章で詳しく説明しましょう。

2章

なぜ、人間は
がんになるのか？

代謝異常が、がんを作る

1章でも述べたように、がんは細胞の遺伝子が傷ついて起こる病気です。しかし、なぜそれが起こるのか、要するに「がんの原因・発生」については、いまだ不明な点が多いのです。おもな原因として知られているのが、遺伝的素因、ウイルスや細菌、紫外線、放射線、一部の食品や食品添加物、そして一部の化学物質などです。

肝臓がんにB型、C型肝炎ウイルスの感染が関係していることは、よく知られています。子宮頸《しきゅうけい》がんも、ヒトパピローマウイルスの感染が大きく影響しています。日本国内での予防ワクチンの承認もニュースになりました。

ただ、因果関係があきらかながんはむしろ少なく、ほとんどのがんは、原因が特定されていません。原因はひとつではなく、複数の要因が重なり合って、がんになると考えられています。環境もあれば、ストレスなどもそうです。なかでも重要なのが、食事・食生活との関係です。

すでに紹介しましたが、世界的な疫学者、ドール博士の研究でも、食事はがんの原因の35%とあります。添加物なども合わせると、口を経由する食品が原因の40〜50%

という指摘です。からだに取り入れた悪しき食品の消化吸収不良、それから起こる代謝異常が大きな要因なのです。

「栄養・代謝療法」とはなにか？

私の指導する食事療法は、正式には「栄養・代謝療法」と言います。ここで簡単に栄養・代謝のことを説明しておきます。

「栄養」とは、私たちが生きるために食品や水、酸素などを体内に取り入れ、それらを体内で使い、使いきったものを、老廃物として排泄《はいせつ》するまでの営《いとな》みそのものを指します。

「代謝」とは、その取り入れた食品や水、酸素などが体内で使われる時の物質の変化や変換、交代などをまとめて指します。エネルギーを産出したり、新しい細胞や構成成分を作ったりします。

代謝は、あらゆる細胞内で起こります。よく聞く言葉として「基礎代謝」がありますね。人間が生きていくために必要最低限のエネルギーで、どんな時でも生命活動を維持していくためのエネルギーです。だから、人間は寝ている時でも心臓が動いているし、脳も働き、内臓などの各器官も働き続けてくれるのです。人間はこの代謝ができなくなると、エネルギーが途絶え、生命を維持できなくなります。

この栄養・代謝が悪いと、病気になるのは理の当然です。代謝をしている時のトラブル、代謝異常を起こすと細胞に傷がつきます。その時、がん細胞が発生すると考えられているのです。

私の食事療法とは、そうした体内での営みや物質の変化のプロセスなどに着目して、「栄養の向上」や「代謝の正常化」をはかることです。要するに「体内のシステム改善」です。

これによって、がんができる条件そのものを切り崩したり、からだの免疫力を上げていこうというものです。たとえば病気の時、糖尿病の患者さんや手術後の患者さんに、この食品は摂りなさい、この食品は摂ってはダメという制限や何キロカロリーに抑えなさいなどという食事療法とは意味が違います。このことを理解いただいて、本書を読んでほしいと思います。

がんは遺伝なのか？

がんと体質に関して、私の考えを述べます。この本をお読みの方にとっても、興味のあるテーマだと思います。

「体質だからしょうがない」と言う時の「体質」は、遺伝的素因と、ほとんど一緒の意味合いです。かつては、がんの原因の半数は先天的なものだと思われていました。

現在では、先天性の代謝障害によって起こるがんは、全体の1割前後にすぎないことがわかっています。残りの約9割は、生活習慣や環境といった後天性の原因によって起こるのです。

「生まれながらのがん体質」も無いとは言いませんが、非常に少ないのです。確かに親子、兄弟など同一家庭で、がんの発生傾向が似るケースは少なくありません。

「俺の家はがん家系なんだ、祖父ちゃんもがんで死んだし、親父もやられた。いずれ俺もがんにかかる運命なんだ」というような会話が、職場や飲み屋のあちこちでされていると思います。昔はこういったことは、遺伝が大きく関係する結果と見なされていました。

しかし、これは遺伝ではなく、食環境、食習慣の問題だと私は考えています。家族は基本的に同じ食事を摂る機会が多いので、食事によるがんの原因物質が共通になり、発がんリスクを家族単位で抱えることになるのです。

理由は後で詳しく述べますが、たとえば塩分の多い食事とか肉好き、野菜嫌いの食習慣の家庭などです。

人間は、就職や結婚などで生まれ育った家庭から独立しても、覚えた食習慣や、からだになじんだ味からは、なかなか離れられないものです。そういう食習慣が受け継がれていくと、がんの発生傾向は家系で似ていくことになります。

「うちはがん家系」と断じるのは一見、遺伝とまぎらわしいですが、これは遺伝的素因ではなく、「食」という部分の生活習慣の引き継ぎによって、もたらされた結果です。「がん体質」「がん家系」は、食事を中心とした後天的な習慣によって作られたものなのです。

だから、これらの大部分は、食事を中心とした生活習慣の改善で変えられると私は考えています。

がん体質について

私は「がん体質」のことを「体内にがんが育ちやすい、からだに不利な状況ができていること」と規定しています。

たとえば、胃がんは胃の病気、肝臓がんは肝臓の病気ですが、同時に、がん体質を基盤としてかかる病気です。食を中心にした生活習慣がベースになった「体質」が生み出す「全身病」だと考えています。

がんのことを医学用語では、「悪性新生物《あくせいしんせいぶつ》」と言います。これは、からだの外から進入してきた「新生物」ではありません。もともとは自分自身の細胞だったのです。自分のからだが育てた新生物なのです。要するに、がんも身のうちなのです。その目に見えない微細な「芽」が育った場所が、たまたま胃だったり、肝臓だったりしたわけです。

そして毎日、私たちの体内では、その芽ができては免疫力で排除、できては排除を繰り返しているのです。だから、自分たちの防御システム、免疫力が勝っていれば、がんにならずにすみます。

ただ、なんらかの理由で発がんリスクが高まったり、免疫力が落ちれば、がんの芽を摘むことができず、年月を経るにつれて、それが大きく育ち、がんという病気になってしまうのです。それを正す大きなカギが、正しい食生活、食習慣による「体質改善」だと考えています。

自分の生活習慣に左右されるわけで、がんは、無理に進入してくるエイリアンではありません。毎日毎日、私たちのからだが生み出しているものなのです。

だから、がんの芽が生まれても、芽のうちにきちんと摘めるように、からだを訓練していく、または育っても大きくならないように免疫力で抑えていく、こういうことが大切なのです。(がん以外の理由で) 亡くなるまで長い年月、がんと仲よくつきあっていくこともできるかもしれません。

がんを必要以上に恐れることはありません。食生活など、日々の努力と心の持ちかたで対処できるのです。

がんを起こす四つの原因

これまでの研究と臨床現場での経験から、がんの原因として、私がとくに重要視しているのが次の四つです。

○塩分の摂りすぎ
○クエン酸回路（エネルギー産生回路）の障害
○活性酸素の増加
○動物性たんぱく質・脂肪の過剰摂取

もちろん、これ以外にも細かく見ていけば原因はあります。ただ、この四つががんの大きな要因を占めていると考えています。この四つに関しての対策と、日頃の食生活の見直しをはかれば、がん予防に大きく結びついていきます。これらが、がん発生のメカニズムにどう結びついているのか、みなさんもぜひ知っておいてください。

原因1 塩分の摂りすぎ

塩分の摂りすぎはがん全般、とくに胃がんと深くかかわっています。かつて日本は胃がん大国でした。男女とも長いあいだ、がん死のトップを占めていました。確かに主食のごはんには、塩分がよく合います。適度な塩味の効いたおにぎりなど、おかずもいらないくらいで、それだけでおいしく食べられます。日本食は、ヘルシーと世界でも高評価を受けていましたが、唯一の欠点は塩分過多だと指摘されています。

塩分とがんの関係について、秋田県に有名な調査があります。秋田県は、従来、脳《のう》卒中《そっちゅう》など脳血管疾患の死亡率が、全国で1位でした。そして一九六八年、官民一体となり、脳卒中を減らす運動が始まりました。県あげての減塩運動です。では、秋田県民はどれくらい塩分を摂っていたのでしょうか。

当時の日本の平均塩分摂取量は、1日平均16グラム。現在の平均摂取量が、11〜13グラムですから、日本全体でも塩分摂取が過剰な時代でした（ちなみに現在の厚生労働省のすすめる目標摂取量は、10グラム未満）。

しかし秋田県民はこの当時、平均22グラムも摂っていたのです。秋田県の運動はこれを半減させようとする試みで、めざましい成果を上げます。30年間で塩分摂取量は12～13グラムまで減りました。平成十八年には11グラムにまで減ったのです。

ねらいは当たり、当初から期待していた脳卒中の発症率は、半減しました。ところが、改善したのは脳卒中だけではなかったのです。というより、それ以上の効果を見せたものがありました。胃がんです。発症率がなんと3分の1（女性は4分の1）に減ったのです。減塩運動の意外で、うれしい副産物でした。

胃がんと塩分の関係は、秋田県のこの調査、運動で大きく注目されることになったのです。

冷蔵庫が、胃がんを減らした

胃がんと塩分の関係で言えば、もうひとつおもしろいエピソードがあります。私の恩師の友人に、ソウル大学の有名な外科医がいます。この方とパーティーであった時のことです。

「済陽くん、韓国では胃がんが半減したんだ。どうしてか、わかりますか？」

「わかりません。先生、なぜですか」

「それはね、冷蔵庫が普及したからなんだよ」

冷蔵庫が普及すると、保存食である塩蔵品がぐっと減ります。塩漬けしなくても、食品を冷蔵庫が保存してくれるからです。それで塩分の摂取量が減り、胃がんが半減したのです。

アメリカは、現在胃がんの少ない国ですが、一九三〇年代までは多発していました。これも、やはり氷冷式の冷蔵庫の普及で少なくなったのです。アプローチは違っても秋田県は韓国、アメリカと同じ経験をしていたわけです。

塩分過剰とピロリ菌、悪の相乗効果

塩分の過剰摂取で、胃がんのリスクが高まることはすでに触れました。でもなぜ、そうなるのでしょうか。

理由を説明しましょう。ひとつには塩分を過剰に摂り続けると、その刺激によって胃壁が荒れやすくなります。胃壁が荒れると、そのたびにからだは修復を繰り返さなければなりません。どの組織でもそうですが、修復を頻繁《ひんぱん》に繰り返すほど、がん化の危険性は高まっていきます。1章で説明しましたが、細胞が増殖する時のコピーミスでがん化が始まるからです。

そして、もうひとつ重大な要因があります。それは「ピロリ菌」、正式名称を「ヘリコバクター・ピロリ」という細菌の存在です。もともと胃液は、強い酸性で殺菌作用があるため、胃のなかには細菌は住めないと考えられてきました。ところが一九七九年、胃壁にこのピロリ菌が住みついていることが発見されたのです（ちなみにこの菌を発見、研究したオーストラリアの2人の医師は、二〇〇五年にノーベル賞を受賞しています）。

ピロリ菌は、胃潰瘍《いかいよう》や十二指腸潰瘍（合わせて「消化性潰瘍」と言います）の主要な原因であることがあきらかになったのです。この菌は、衛生状態の悪い環境に長くいるほど、感染機会が増えます。現在、熟年世代以上の日本人は、育った環境もあり50～60％以上の人が、ピロリ菌を保有していると言われています。

この菌が、じつは消化性潰瘍だけでなく、胃がんの要因にもなることがわかってきました。ここにも塩分が関与しています。胃を保護している強い粘液を塩分が破壊し、粘膜を荒らします。その荒れた粘膜にピロリ菌が住みつき、増殖していくのです。その増えたピロリ菌が、さまざまな毒物でさらに胃壁を荒らす。またまたピロリ菌が増殖する……まさに悪循環です。

細胞のがん化、突然変異が起こるリスクが、どんどん増えていくのです。塩分とピロリ菌がタッグを組んで、二重三重に発がんのリスクを高めていく怖さがここにあります。最近では、ピロリ菌じたいが、胃の発がん遺伝子を持つことも報告されています。一九九四年、ＷＨＯ（世界保健機関）は、このピロリ菌をたばこと同様に、第一級の発がん物質に規定しています。

ミネラル・バランスが崩れるとがんになる

過剰塩分の胃がんへの弊害について述べてきました。ところが、塩分の過剰摂取によるリスクは、胃がんだけにとどまりません。すべてのがんの危険性を高めてしまうのです。原因は、細胞内外の「ミネラル・バランス」を崩してしまうからです。

すこし難しくなりますが、そのメカニズムについて説明しておきます。私たちの細胞の内《うち》と外《そと》には、いくつかのミネラル（電解質）が電気を帯びたイオンという状態で溶け込み、たがいに一定のバランスを保っています。このミネラル・バランスが保たれているからこそ、細胞膜をとおしての物質の運搬や、さまざまな細胞の活動が正常に行なわれるのです。生命活動はこのような働きで維持されています。

そのなかでも、とくに重要なのがナトリウムとカリウムのバランスです。細胞の外側（血液やリンパ液などの細胞外液）にはナトリウム（塩分）が、内側（細胞内液）にはカリウムが多く、一定のバランスに保たれています。

人間のからだは、よほどのことがないかぎり、このバランスが崩れないようにコントロールされています。しかし、塩分の過剰摂取を長く続けていると、このバランスが徐々に崩れてくるのです。それが細胞の代謝異常につながり、がんの発生や増殖をうながすのです。

このほか、減塩はがんだけでなく、心疾患、脳血管疾患など生活習慣病の予防にも大きな意味を持っています。

原因2 クエン酸回路の障害

ミネラル・バランスの大切さについて触れましたが、もうすこし詳しく説明します。私たちの細胞は、内と外でナトリウムとカリウムの濃度がまったく異なります。細胞内はカリウムが多く、細胞外（血液・リンパ液など）はナトリウムが多く含まれています。この状態が、からだにとってよい状態なのです。

しかし、水が高いほうから低いほうへ流れるように、物質も濃度の高いほうから低いほうへ流れようとします。細胞膜は物質が行き来できるので、外にあるナトリウムは細胞内へ入ろうとし、なかにあるカリウムは細胞外へ出ようとします。こうした事態を防いでいるのが、「ナトリウム・カリウムポンプ」です。

細胞膜を貫通し、細胞内に入ってきた余分なナトリウムを外に出し、細胞外に逃げたカリウムをなかに引き込んで、一定のバランス維持に努めているのです。これを「能動輸送」と言います。

ただ、この濃度差という自然の流れに逆らった物質輸送をたえず行なうには、相当なエネルギーが必要になります。これに使われるのが「クエン酸回路」で産生（細胞内で物質が合成・生成されること）されるＡＴＰ（アデノシン３リン酸）というエネルギーです。

クエン酸回路とは、糖質（炭水化物）などを主材料として、連続的な物質変化（代謝）によって、ＡＴＰを産生する重要な反応系です。細胞内のミトコンドリアで作られます。この反応系では、レモンなどに多いクエン酸が重要で、クエン酸から始まり、次々に物質が代謝され、最後にまたクエン酸に戻るサイクルを繰り返します。クエン酸回路という名称は、そこからついています。このサイクルが円滑に回っていると、ＡＴＰはきちんと生み出されるのです。

しかし、そのクエン酸回路がうまく回らなくなってＡＴＰが不足すると、ナトリウム・カリウムポンプを動かせなくなり、これらの出入りを管理できなくなります。すると、細胞内外のミネラル・バランスが崩れて、代謝異常を起こし、発がんにつながる、そういうことが最近わかってきています。

原因3　活性酸素の増加

がんはもちろん、あらゆる生活習慣病の原因として、最近クローズアップされているのが、活性酸素です。

私たちは、口から摂った食品を、肺から取り入れた酸素を利用して、体内で燃やすことで、エネルギーを得て生きています。「酸化」という燃やしかたですが、活性酸素は、その時にできる「燃やしカス」です。これは、人間が生きているかぎり避けられないもので、酸素が消費される過程で数%は発生します。

この活性酸素は非常に不安定な物質で、周囲の細胞や物質を酸化させ傷つけます。その毒性は、体内でがん細胞や異常細胞を退治する武器にも使われますから、ある一定量は必要ですが、過剰になると、動脈硬化をはじめとする生活習慣病の発生をうながす害となります。老化を進めるのも、この活性酸素の毒性のためです。とくに遺伝子が傷つけられると、発がんの大きな要因になります。

しかし、人間のからだには、この活性酸素を除去するシステムが備わっています。活性酸素の毒性を消すために働く酵素で、「抗酸化物質（スカベンジャー）」と言われる掃除屋です。これが、私たちのからだを活性酸素から守ってくれているのですが、残念ながら、加齢とともにその働きはどんどん衰えていきます。衰えると、発生する活性酸素の量に追いつかず、がん、生活習慣病、老化など、もろもろのトラブルを引き起こし、促進させてしまいます。

そして現代は、この活性酸素を発生させる要素に満ち満ちているのです。たばこ、ストレス、過度の飲酒、農薬や添加物、酸化した食品の摂取、大気汚染などなどです。この活性酸素の対処が、今後の大きな課題です。

原因4　動物性たんぱく質・脂肪の過剰摂取

もっとも発がん性の高い食品は、牛、豚、羊などの四足歩行動物の肉です。がんの発生と因果関係が、いちばんはっきりした食品と言えるでしょう。動物性たんぱく質や動物性脂肪の摂取量が増加すると、大腸がんや乳がんなどが増えることは、よく知られています。

大腸がんや乳がんは、欧米型のがんと言われ、近年日本でも急激に増加しつつあります。日本人の食生活の変化が、ここにも如実に表われています。

コーネル大学のT・コリン・キャンベル教授は、過去30年にわたる膨大な研究から、アニマル・プロテイン（四足歩行動物のたんぱく質）の発がん性を示すデータを集め、『チャイナ・スタディ』という書籍を発表しました。この本は、世界中の注目を集めました。

また、ハーバード大学のウォルター・ウィレット教授は毎日、牛肉の赤味肉を摂る人と、月に1回しか摂らない人とでは、大腸がんの発生率が2・5倍も違うとの研究結果を発表しています（67ページのグラフ参照）。さらに、アメリカの著名な医学雑誌でも、毎日肉食する人は、週に1回程度摂る人に比べ、大腸がんの発生率が約2倍高いと報告しています。

しかし、なぜそうなるのでしょうか。動物性たんぱく質は本来、人間にとって分解しにくい栄養素なのです。肝臓は、体内の巨大化学工場と言われるように、糖質、たんぱく質、脂肪を分解・合成して使いやすい形に変えています。たんぱく質も、その構成物質のアミノ酸まで分解し、自分の必要な形に組み立て直して使います。

牛肉（赤身）の摂取と大腸がんの関係

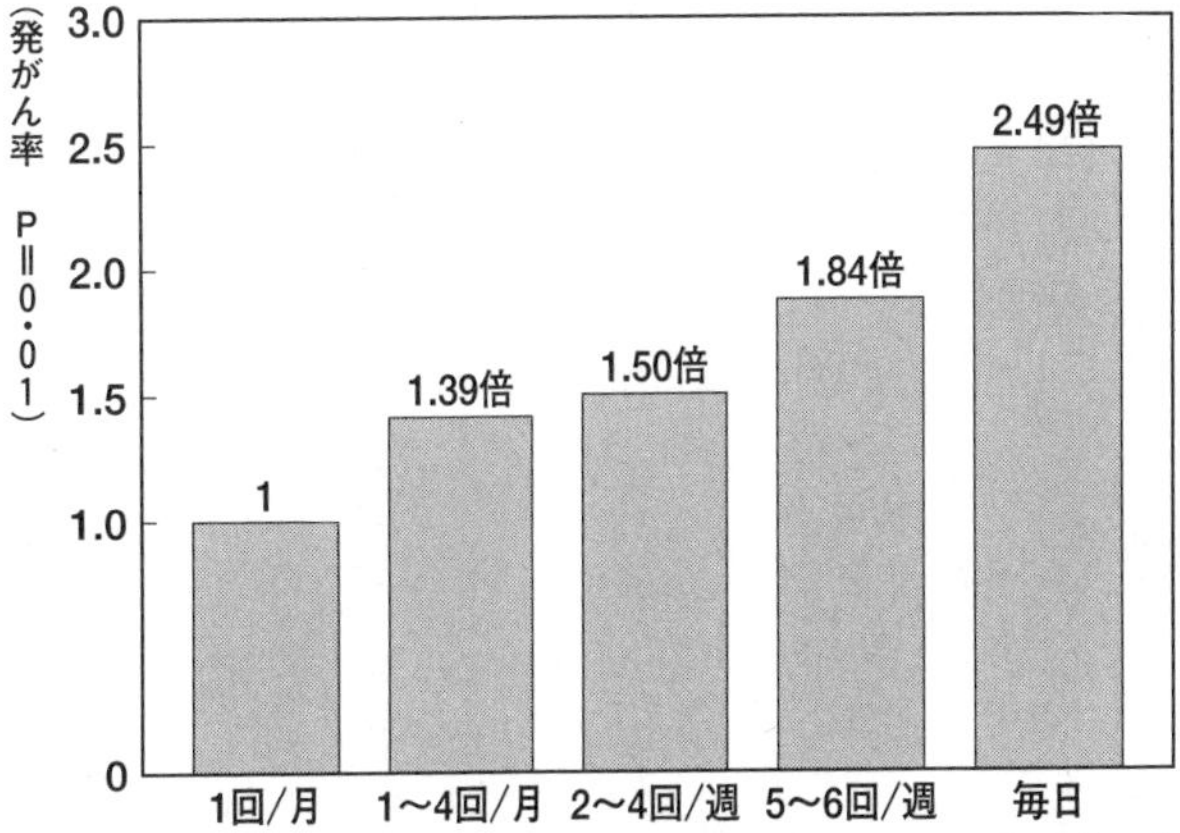

（「WillettほかN Eng J Med／1990」より）

しかし、もともと分解しにくいたんぱく質なので、その摂取が過剰になると、肝臓は、一生懸命処理しようと酵素活性を高めます。分解・合成が頻繁になるのです。

これがトラブルの原因です。私たちも忙しすぎると、つまらないミスを犯します。肝臓でも同じことが起き、つないではいけないところをつないだり、配列をまちがえたりするわけです。これが、発がんのリスクにつながります。

また、肝臓の重要な働きである解毒作用も弱まり、毒性の消去もできにくくなります。そのため免疫機構も働かず、さらに発がんリスクを高めてしまうのです。

免疫細胞、マクロファージが引き起こすこと

動物性脂肪、とくに四足歩行動物の脂肪「飽和脂肪酸」の摂りすぎも、がん発生をうながす要因となります。動物性脂肪は、「動脈硬化」の要因としてよく知られていますが、がんともおおいに関係があります。

動物性脂肪を摂りすぎると、血液中に悪玉《あくだま》と言われるLDLコレステロールが増えます。LDLコレステロールは、健康診断の血液検査項目などで、善玉《ぜんだま》と言われるHDLコレステロールとともにみなさんよくご存知ですね。血中のコレステロールは、リポたんぱくという〝運び屋〟に乗って移動します。この運び屋には二種類あり、これがLDLとHDLです。

LDLとは「低比重リポたんぱく」の略で、これが、製造元の肝臓から血管内をとおって、コレステロールをからだのすみずみの細胞まで届けます。逆にHDL（高比重リポたんぱく）は、動脈壁に溜まったコレステロールを肝臓に回収してくれます。HDLが善玉と言われるのが、よくわかります。

コレステロールは、ホルモンや細胞膜を作る大事な材料です。だから、それを運ぶ

ＬＤＬもけっして悪玉ではありません。このＬＤＬコレステロールが血管内に増えすぎるのが、問題なのです。増えすぎたＬＤＬコレステロールは、血管の壁のなかに入り込むようになります。

このＬＤＬコレステロールに「原因３」で説明した活性酸素が、からんでくるのです。この活性酸素によって、ＬＤＬコレステロールが酸化され、非常に毒性の強い「酸化ＬＤＬ」に変わってしまいます。これが、動脈硬化の引き金になるのです。

人間のからだは、非常にすぐれた防衛機構を持っています。この酸化ＬＤＬを、からだは有害な異物と判断し、マクロファージという免疫細胞を、その処理のために送り込みます。

マクロファージとは、血液に乗って全身を回りながら、異物や病原体を除去している〝体内のパトロール隊〟です。体内の異物や病原体を際限なくどんどん食べる（貪《どん》食《しょく》作用）のですが、処理のため酸化ＬＤＬを食べまくったマクロファージは、どんどん膨らんでいき、コレステロールで細胞がパンパンになります。これが泡沫《ほうまつ》細胞です。そして、最後には破裂して死んでしまうのです。自分を犠牲にして、有害物質を排除しているのです。

しかし、この〝努力〟も逆に困ったことを引き起こします。この細胞の死骸、残骸や泡沫細胞が、血管壁に沈着してどんどん大きくなり、血管を狭くしてしまうのです。これが粥状硬化です。このため動脈硬化が進み、心筋梗塞や脳梗塞を招く大きな原因になるのです。せっかくの努力が仇《あだ》になった感じですね。

がんに対しても、このマクロファージが関係しています。先述したとおり、私たちのからだには、毎日数千個のがんの芽が生まれていますが、免疫の力でその芽を摘んでいます。

マクロファージは、ナチュラルキラー細胞とともに、その中核をなしている存在です。しかし、動物性脂肪の多量摂取により、酸化ＬＤＬが増えすぎると、この処理にマクロファージが忙殺されてしまいます。

がんの芽を摘む仕事が、どうしてもおろそかになってしまうのです。その結果、免疫力が落ち、がんが発生しやすくなったり、転移・再発の危険性も増すことになるのです。

また、動脈硬化が進むと、末梢《まっしょう》の血液循環が悪くなります。免疫系の細胞がからだのすみずみまで行き届かなくなり、そのため免疫の網の目をくぐりぬけ、がんの芽が増えていきます。発がんのリスクが、どんどん高くなっていくわけです。

脂肪摂取量の多い人は、乳がんや前立腺がんを発症しやすくなると統計上に出ています。日本でも近年、この種のがんが増えてきています。

動物性食品は腸内のバランスを崩す

動物性食品とがんとの関連で言えば、腸内細菌を介して起こる大腸がんがあります。私たちの腸には、300種類、100兆個と言われる腸内細菌が住みついています。俗に言われる「善玉菌」と「悪玉菌」です。

これらは、日々しのぎをけずっています。肉食にかたよった食事を続けると、腸内細菌内の悪玉菌が増えます。消化液のひとつである胆汁《たんじゅう》には、腸壁を痛める毒性物質が含まれていますが、ふつうの状態では、この毒性物質は「グルクロン酸」という物質が結合して、包み込むように抑えられています。

ところが、腸内に悪玉菌が多いと、悪玉菌がこの結合を解き、胆汁に含まれる毒性物質が活性化してしまうのです。これを「二次胆汁酸」と言い、大腸がんのリスクを高めます。もともと日本には少なかった大腸がんが、この40年で9倍に増えたのも、日本人に肉食が増えたことと関係があると考えられています。

3章

がんには食事療法が有効

「済陽式食事療法」の治療実績

この章のテーマは、さまざまなアプローチからのがんを防ぐ食事の提案です。まずは、現在の「済陽式食事療法」の治療実績を示します（75ページのグラフ参照）。対象は胃がん、大腸がん、肝臓がん、すい臓がん、胆道《たんどう》がん、食道がん、前立腺がんなど計201例です。指導を始めて10年あまりですが、200例を超えたことに、私なりの感慨があります。

ほとんどが晩期がんを含む進行がんで、約半数が手術の適用外とされたものです。再発や遠隔転移がん（離れた部位への転移）などが、約4割あります。この方たちの通常のがん治療に食事療法を加えたのが、このデータです。

完全治癒30例、改善98例、不変2例、進行10例、そして死亡が61例。有効率63・7%でした。症例は多くはありませんが、食事療法が奏功しやすい乳がんや前立腺がん、悪性リンパ腫などについては70〜90%の有効率になっています（乳がんや肺がんなど私の専門外のがん患者さんは、それぞれ主治医の方の紹介状をもらって食事療法だけを私が担当しています）。

「済陽式食事療法」の治療実績

(症例数)		完全治癒	改善	不変	進行	死亡
胃がん	26	3	12		1	10
大腸がん	57	4	30	1	2	20
肝臓がん	7	2	2		1	2
すい臓がん	13	1	5		2	5
胆道がん	9	1	3		1	4
食道がん	7	2	1			4
前立腺がん	16	7	7			2
乳がん	25	6	12	1	1	5
悪性リンパ腫	12	1	10			1
その他	29	3	16		2	8
総計	201	30	98	2	10	61

集計期間：約10年（2010年現在）
平均観察期間：2年10カ月

完全治癒(30例)＋改善(98例)／総計(201例)＝有効率63.7%!

再発を含む進行がんでも、きちんと食事療法を行なえば、6～7割は改善するのです。三大療法（手術・抗がん剤治療・放射線治療）だけでは、「打つ手はない」と言われた晩期がんや再発例も含んでいますから、この数字はたいへん意義深いと思っています。

ただ、やはり61例の方が亡くなっているというのも確かな事実です。これからも日々努力し、がんに立ち向かっていかなければなりません。がん撲滅が私の夢だからです。そのためにも、食事でがんを予防する、これはその第一歩と考えています。

アメリカが絶賛！「元禄《げんろく》以前の日本食」

アメリカでは、一九七七年のマクガバン・レポートから国をあげての食事改善が進められ、がん対策と死亡率低下に効果を上げていることは、すでに紹介しました。

その際、おおいに参考にされた例がありました。それは昔からの伝統に裏打ちされた日本食だったのです。低脂肪、低エネルギーで肉にかたよらず、植物性食品をたっぷりと含む日本食は、がんや心臓病などの生活習慣病を防ぐ理想的な食事にもっとも近いとさえ言われました。いまでも、寿司や豆腐に代表される日本食は、アメリカで大人気です。

国をあげての食事改善の効果もあり、1章でも書きましたが、現代のアメリカ人の1人あたりの野菜摂取量は、日本人のそれをはるかに凌駕《りょうが》しています。日本人にとって、なんとも皮肉で耳の痛い話です。

マクガバン・レポートで、伝統的日本食のなかでも、もっとも理想的と称賛しているのが江戸時代、それも元禄時代以前の食事です。

その理由は、肉を食べず、魚が少々、大根おろしや煮ものなど、野菜が中心の食生活だからと言うのです。そして、なにより大事なのが主食の扱い。主食が白米でないことが「元禄以前」という限定つきになった理由です。

元禄時代には精米技術が進歩し、白米が普及していきました。それ以前の主食は玄米や雑穀だったわけで、これが健康によいとマクガバン・レポートは言っています。

30年以上前からアメリカは玄米、雑穀、野菜を中心にした食事が、がん予防食として有効と調べ上げているのです。アメリカの健康政策の徹底ぶりがよくわかります。

宇宙食でも日本食が選ばれている

日本食の優秀さを証明する、もうひとつの例を挙げてみましょう。日本食、和食の優秀さは、すでに「宇宙」にまで飛んでいってしまっているのです。

私が、消化管ホルモン研究のためアメリカに留学したのは一九七三年です。留学先のテキサス大はNASA（アメリカ航空宇宙局）に近く、よく見学訪問しましたが、その頃のアメリカの宇宙計画はアポロ時代で、宇宙食と言えば、錠剤とチューブ食でした。これがあたりまえだったのです。

ところが、いまはスペースシャトルの時代です。何カ月も宇宙に滞在するため、飛行士たちの食事は健康を守ることが必須条件となっています。その宇宙食に選ばれ、スペースシャトルに持ち込まれているのが、いなり寿司やそばなどの和食、パスタやシーフードの地中海食なのです。

日本食が、からだを守る健康食として評価されているわけです。日本食の優秀さを証明する、なによりの事実でしょう。

晩期がん患者を生還させた食事とは？

私はいまでも、食事の威力、「がんと食事」の関係をまざまざと認識させていただいた、ひとりの患者さんを覚えています。もう16年も前になります。

この方は当時56歳で、根治手術（取り残しがなく、病巣をすべて切除する）が不可能なまでに進行した肝臓がんでした。そのため、病巣を部分的に切除し、多くを残したまま手術を終えました。私は、この患者さんを余命数カ月と判断しました。現代医学の常識からすれば、そう判断せざるをえなかったのです。

患者さんは、ご家族の強い要望もあり、自宅療養に移られました。残された貴重な時間をご家族と過ごすためです。しかし、その方は定期検査に訪れるたびに検査結果がよくなるのです。体力もいっこうに衰えず、見た目も逆に元気になっていきます。そして半年後にはなんと、がんじたいが小さくなっていました！　私は驚きました。

話を聞いてみると、自宅で奥様が徹底した食事療法をされていたのです。毎日10種類以上の野菜と果物、キノコや海藻《かいそう》（根コンブなど）、納豆、ハチミツを食べ、主食は玄米という生活です。好きだったお酒もやめられていました。本当に努力をされていたのです。その結果なのでしょう（当時私は半信半疑でしたが）、取り残したがんの病巣が、1年半ですべて消失し、完治されたのです。この方は、いまも元気に定期検診に通われています。

この方以外にも立て続けに2例、肺がん、晩期の前立腺がん、と種類は違いますが奇跡的に回復された患者さんと出会いました。共通されているのは、みなさん徹底的な食事療法をされていたという点です。それぞれ、やりかたに多少の違いはありましたが、基本は同じでした。

主食を白米から玄米、雑穀ご飯に変えることや、野菜中心の食事です。海藻、キノコの積極的な摂取、動物性たんぱく質・脂肪の減量、減塩も共通していました。

彼らのおかげで、進行がん、晩期がんだったとしても、食事による栄養・代謝療法で、がんの改善・治癒は十分に可能だとわかったのです。私に大きな転機を与えていただいた、恩人とも言える患者さんたちとの運命的な出会いでした。

それ以来、私は、いかにして食事療法でがんの治癒率を高めるかを研究し始めたのです。海外の文献や日本の食事療法に関する本や資料をできるかぎり集め、かたっぱしから読みあさりました。また、先達の貴重な経験を聞く機会も得ました。この分野の先輩たちの業績を必死に学んでいったのです。

生存率52％の衝撃

もうひとつ大きなきっかけとなったのが、これも「はじめに」で触れましたが二〇〇二年、私が都立荏原《えばら》病院の外科部長当時に行なった消化器がんの術後の追跡調査です。私や部下たちが手がけた約１４００例の手術、その5年生存率を調べたのです。がんの進行度はさまざまでしたが、いずれも根治手術ができた患者さんたちでした。

この調査で、5年生存率がなんと52％だったのです。がんは、5年生存率が治癒のひとつの目安とされています。

愕然《がくぜん》としました。確かにすい臓がんや胆道がんなど、難治のがんも含まれています。進行度もさまざまです。１００％は無理にしても、70％くらいの数字は出るだろうと予想していました。なぜなら、手術じたいは成功し、病巣はきれいに取れていたからです。それなのに、半数近くの48％の患者さんたちが亡くなっている！

手術で患者を救うことを生涯の目標とし、30年にわたり外科医として研鑽《けんさん》を積んできた私には、衝撃的な事実でした。しかし、この厳しい現実が三大療法の限界を実感させ、それ以外の「がん治療のありかた」を本気で模索する道標《みちしるべ》となったのです。

私が参考にした八つの食事療法

がん治療における三大療法に限界を感じた私は、先に書いた患者さんたちとの出会いもあり、免疫力、自然治癒力を上げる食事療法に、「治癒率向上」の活路を見出しました。ここで、私が参考にした食事療法を簡単に紹介しておきます。

●ゲルソン療法

ドイツ生まれの医師、マックス・ゲルソン氏が一九三〇年代に確立した療法。がんの食事療法の草分けでバイブル的存在。動物性食品、脂肪、塩分を厳しく制限。新鮮な野菜・果物の大量摂取をすすめる。1日13杯（2000～3000ミリリットル）の野菜のしぼりたてジュースの摂取は、とくに重要とされる。

●星野《ほしの》式ゲルソン療法

精神科医の星野仁彦《よしひこ》氏が考案したゲルソン療法のアレンジ版。ゲルソン療法により自身のがん（大腸がんから転移した肝臓がん）を克服した経験から、現代の日本社会でも、実行しやすい療法を開発。野菜ジュースの摂りかたなど、通常の生活や仕事をしながらでも、効果が落ちない工夫がされている。

●甲田《こうだ》療法

西《にし》式健康法（西勝造《かつぞう》氏が考案した体操、食事療法など）を継承した医師の甲田光雄《みつお》氏が確立した療法。少食、玄米生《なま》菜食、断食療法などを行なう。玄米生菜食とは、生の玄米粉や根菜をミキサーにかけたり、すりおろして、すべて生で摂る方法。基本部分では、ゲルソン療法と共通点が多い。

●マクロビオティック

日本の食養家、桜沢如一《さくらさわゆきかず》氏が考案した玄米菜食を中心とする食養生法。その流れをくむ久司道夫《くしみちお》氏らにより普及、世界的に知られている。主食は玄米、雑穀、全粒粉《ぜんりゅうふん》の小麦製品など。副食は野菜、豆類、キノコ、海藻など。肉や砂糖は摂取しない。

●栗山《くりやま》式食事療法

自然食研究家の栗山毅一《きいち》氏が考案し、後継者の昭男《あきお》氏によって提唱されている食事療法。生水《なまみず》、生野菜、果物の摂取を重視する自然食療法。約100年の歴史がある。

●ナチュラルハイジーン

一八三〇年代にアメリカで起こった自然主義運動。生の果物、野菜を中心とする自然食により、自然治癒力の正常化と維持を目指す。松田麻美子《まつだまみこ》氏が日本に紹介した。

●ワイル式食事法

アメリカの著名な健康医学研究家、アンドルー・ワイル氏が提唱する食事法。全体食を提唱し、日本の伝統食や、地中海の日常食を理想として位置づけている。

●二木《ふたき》式健康法
東京帝国大学医学部内科学教授だった二木謙三《けんぞう》氏が、提唱した健康法。玄米菜食（2食）と独特の腹式呼吸を柱にしている。


二木謙三氏にちなみ、麦や玄米、豆類に含まれるビタミンB_1に関する象徴的なエピソードを紹介してみたいと思います。

日清、日露戦争の頃の話です。当時の軍隊では脚気《かっけ》が多発していました。日本海軍の軍医だった高木兼寛《たかぎかねひろ》は、その原因が食べものであることを突きとめ、兵食《へいしょく》を白米から麦飯に変えるべきと主張したのです。これに対し陸軍の軍医、森鷗外《もりおうがい》らは、脚気は細菌が起こすと主張。麦飯は白米より栄養的にも劣ると反論したのです。

おたがい譲らず、海軍は兵食を麦飯を中心にした洋食に、陸軍は兵食として白米を食べ続けました。その結果、海軍は脚気の兵士が減り続け、日清戦争では脚気の患者は1人も出ませんでした。逆に陸軍は、戦死者の約10倍が脚気によって死亡、日露戦争ではさらに被害は拡大しました。

この惨状を受け、陸軍も明治三十八年に、ようやく白米に麦を混ぜるようになったのです。精製された白米は、ビタミンやミネラルなど栄養素がたっぷりつまった米ぬかも胚芽《はいが》部分も、すべて取り除かれています。

このビタミンB_1の効用を「玄米食」として広めたのが、食養学の祖、石塚左玄《いしづかさげん》や先に紹介した二木謙三氏です。

すこし話はそれましたが、この八つの食事療法、食事法、健康法のほか、京都大学の家森幸男《やもりゆきお》名誉教授による大豆イソフラボンについての研究成果や、東京大学の光岡知足《みつおかともたり》名誉教授による腸内細菌や乳酸菌についての研究成果なども参考にして、私は「済陽式食事療法（栄養・代謝療法）」にたどりついたのです。

ごく簡単に紹介しました。興味のある方は書籍やネットなどで調べてみてください。共通点も多いですが、どの療法もそれぞれに個性があり、みなさんの健康のお役に立てる部分が多いと思います。

人間は草食動物

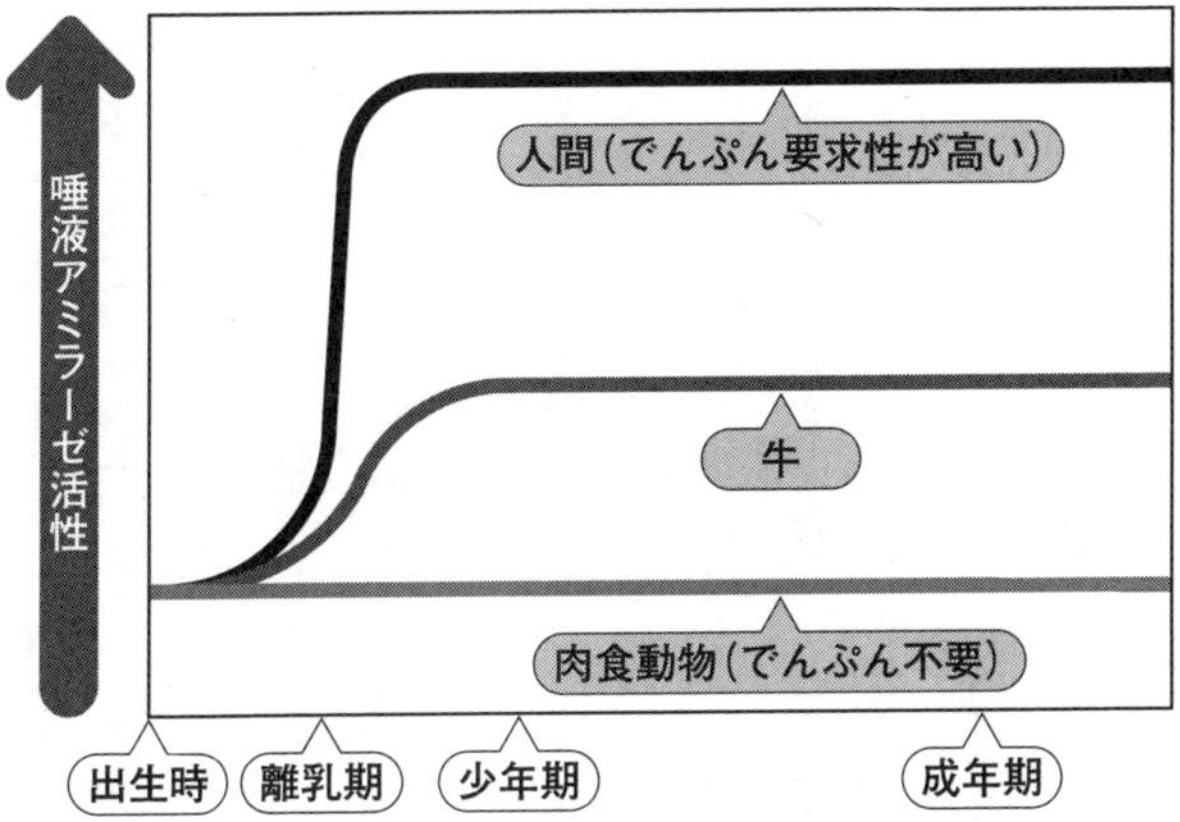

（島田彰夫著『伝統食の復権』より）

人間は草食動物なのか？

人間本来の食性は草食性か肉食性か、または雑食性かの議論がありますが、私は、草食動物に分類されると思っています。歯並びやからだの構造、消化管などさまざまな理由で説明できますし、データもあります。でも、そういうデータを見なくても、唾《つば》を調べればわかるのです。

唾液《だえき》にアミラーゼという、でんぷんの消化酵素がありますが、これが人間や豚は非常に高い。ところが、肉食動物にはほとんどありません。人間や豚は、何万年何十万年も植物の根や茎、種子、果実などに蓄積されるでんぷんで生きてきたからです。

もちろん人間は、魚も肉も食べますから雑食でもよいのですが、オランウータンから分かれた頃というか、人間本来の出自というか、起源は草食動物で、その後何万年もかけて、さまざまな食性を獲得していったのだと考えています。

まあ、草食性に近い雑食と考えるのが妥当でしょう。いずれにせよ、人間はこのような食材で、いままで存続してきたことだけは、はっきりしています。

草食系の人は元気で長生き

人間は草食動物と言いましたが、草食の人はたいへん長生きです。私の恩師で、日本の食道がんの権威であった中山恒明《なかやまこうめい》先生（元・日本外科学会名誉会長）は、94歳で天寿をまっとうされましたが、自宅菜園で取れた大根、ジャガイモ、きゅうりなどの無農薬野菜を摂るなど、食事に配慮されていました。

また、懇意にさせていただいている東京女子医大名誉教授の三神美和《みかみみわ》先生は、現在105歳を超えられています。先生は、元・日本女医会会長で、99歳まで女子医大で週1回、診察をされていました。その先生に健康の秘訣はなんですか、と尋ねたこと

があります。そうすると、
「済陽さん、私の朝ごはんは野菜をすりおろして食べるだけ。大根、にんじん、きゅうり、山イモ、セロリ、こういったものをすりおろしてどんぶり1杯食べます。滋養《じよう》補給、整腸効果、消化効果、殺菌作用、便秘も予防するし、免疫力も上がる。非常にいいわよ」と答えられました。これを80年間続けられています。

野菜・果物がなぜよいかというと毒消し、すなわち活性酸素を消すのです。血液内の活性酸素は、猛毒です。これを消すことを抗酸化力と言いますが、そういう役割が野菜・果物にはあるのです。

美容家、メイ牛山《うしやま》さんもそうでした。メイさんは96歳で亡くなったのですが、交流があり、メイさんに健康の秘訣をうかがったことがあります。ちなみに、メイさんはさきほど紹介した栗山式食事療法の優等生です。印象的だったのが、レモンを1日に6個摂ると言われていたことです。1カ月にすると、180個のレモン摂取です。

メイさんは、ご主人のすい臓がんを食事療法で克服されました。病院で担当医に、ご主人はあと3カ月の命、もうなにもできないと宣告され、怒ってご自宅に連れて帰られたのです。そして栗山食事研究所に行き、一生懸命に自然食を実践、ご主人のすい臓がんを完治させたのです。ご主人は、それから14年生きられました。

103歳で亡くなられた料理研究家の飯田《いいだ》深雪《みゆき》さんも、やはりメイさん同様、レモン汁を愛飲されていました。

今年91歳の相沢英之《あいざわひでゆき》さんもお元気です。元代議士で、女優の司葉子《つかさようこ》さんのご主人です。70歳の時にからだの不調を訴えられ、私の先輩に相談された後、やはり栗山食事研究所に入門して、自然食療法を始められたのです。84歳で代議士をやめられ、その後、弁護士を開業されました。91歳の現在も現役の弁護士です。

中山先生、メイ牛山さん、飯田さんは亡くなられましたが、みなさん本当にお元気で、長生きです。長寿も大事ですが、この「元気」ということが大事なのです。

なぜ野生動物はがん、生活習慣病にならないか？

話をすこし変えましょう。動物、それも野生動物に、がんや生活習慣病があると思いますか。結論から言うと、野生動物には生活習慣病はありません。

その野生動物と生活習慣病に苦しむ現代人との違いは、いったいなんでしょうか。大きな理由は「食」の違いです。野生動物は肉食であろうと草食であろうと、火を使わず、生の食品をそのまま食べています。

人間、とくに現代人の食は、基本的に調理したものです。生の食べものに含まれているビタミンや酵素は、加熱調理することによって、どんどん失われてしまいます。ビタミンや酵素、ミネラルが不足すれば、からだはスムーズに動けなくなり、新陳代謝も妨げられます。大事な栄養素の不足が病気の原因となることは、言うまでもありません。

野生動物には肥満もがんも無いと言われていますが、その理由は生食により、豊富な酵素、ミネラル、ビタミンを摂取するためと考えられています。肉食動物が最初に食べるのは内臓です。微量栄養素が多いからです。草食動物も植物から同様に豊富な栄養素を摂取しています。そして、自分のからだに必要な量しか食べないのです。

同じ動物でもペットは、酵素やミネラル、ビタミンが不足したペットフードもあり、人間が食べている高たんぱく質や脂肪過多のものを、与えられる場合もあるでしょう。塩分も多いので、ペットの小さなからだには毒になります。

量も十分すぎるほど与えられれば、飽食になります。運動不足もありますね。エサを自分で取らなくてもいいからです。だから、ペットは人間同様に生活習慣病にかかりやすくなり、がんも増えているのです。

最新の健康食と縄文時代の食材が酷似

ここで、済陽式食事療法の原点、私に大きなヒントをくれた「縄文食」について述べてみたいと思います。

「がんになりやすい人とそうでない人の違いは、なにか」「なにを食べ、どう生活すれば人間は健康でいられるのか」私は、これらを模索していましたが、答えはなかなか見つかりませんでした。しかし、たまたま新聞で記事を見かけ、好奇心から見に行った埼玉県富士見《ふじみ》市の巨大な縄文遺跡（水子《みずこ》貝塚）に、そのヒントがあったのです。

縄文時代についてはみなさん、よくご存知ですね。約1万年前からB.C.300年の弥生時代まで、という長期間の時代です。この時代は、約1万年前に氷河期が終わったところからスタートしています。気温が上昇し、氷河が溶けて海面が上昇、地続きだった大陸と分かれ、いまと同じような自然環境になりました。植物も針葉樹林から、栗、くるみなどの落葉広葉樹林へ、動物もマンモスなどの大型の動物から鹿、猪などの中小動物へと変わっていきました。

縄文人は、人類として、現代人近くまで進化していますので、穀類だけでなく肉も魚介類も食べていました。いま、野菜を中心にした玄米菜食が、健康食として世界的な潮流になっていますが、これらの食材は、縄文時代に存在していた食材に酷似《こくじ》しています。

その食材とは穀類、野菜、柑橘《かんきつ》系の果物、堅果《けんか》類と鮭、カキ、エビ、カニなどの魚介類です。縄文人の食生活は、次のようなものでした。春、夏には青菜や山菜、カキなどの貝類を摂り、ノリやコンブの海藻や魚介類も食べていました。秋、冬にはキノコ類に栗などの堅果類、鹿、猪の獣肉のほかに、柑橘類やハチミツもありました。

キノコのβ《ベータ》グルカンは、免疫力を向上させ、その発酵《はっこう》成分は腸の善玉菌を増加させます。ハチミツの酵素は、雑菌繁殖を防ぎます。雑穀や堅果類は、ゆるやかに消化・

吸収されて糖尿病を防ぐ理想的な熱源です。どれも健康食品そのものです。冬の食糧不足期に備えた発酵、薫製《くんせい》などの保存技術もあったのです。

東京の中里《なかざと》貝塚には、カキの巨大加工施設が組織され、500年にわたり、営々と保存食づくりに精を出していたことがわかっています。

日本人は、世界でもまれなほど、均質性の高い遺伝的歴史を持っています。1万年にも及ぶ縄文人の体質は、必ずや現代の日本人にも受け継がれているにちがいありません。このような経験から、私の「縄文食＝自然食＝免疫力向上」という確信が深まりました。済陽式食事療法の原点は、この縄文食にあります。

結局は縄文食にたどりつく

鹿児島大学医学部の丸山征郎《まるやまいくろう》教授は、その著書『背広を着た縄文人』のなかで、日本人の祖先がいかに飢餓《きが》やケガ、細菌による感染を克服してきたか、その仕組みを述べられています。丸山教授の指摘のように、私たちは外見が新しくなっても、からだの構造や代謝機能は、数千年の間、変化は少なく、まさに現代人は「背広を着た縄文人」なのです。

健康的な食生活を追い求めていくと、必然と「昔ながらの食事」にたどりつきます。それは、伝統的な食事であったり、シーフード、ベジタリアンであったり、おのずと古代から食べ親しんだ食事・食材に帰結します。

私は、古代から日本人が食べてきた食事内容を「縄文食」と呼んでいます。日本人の伝統食は、玄米菜食とシーフードなのです。伝統食は、人類がその長い歴史のなかで疾病《しっぺい》に苦しめられるなど身をもって体験・学習し、その克服のために探り当てた貴重な結論です。

そのポイントは身の丈《たけ》にあった分量、すなわち十分に消化・吸収しうる食事量の摂取、そして、食品の機能性を活かした食事をすることです。

私たちの日本人のからだには数千年前から現在に至るまで、同じＤＮＡが連綿とつながっています。そのＤＮＡのなかに、生きるための食生活の基本情報が組み込まれており、その基本を侵《おか》さない食生活が大事なのです。

がんには食事療法が有効

3章の結論として、以下のデータ（二〇一〇年現在）を紹介しておきます。がんには食事療法がいかに有効であるか、おわかりいただけると思います。これらの数字を毎年少しずつでも増やしていけるよう、努力していきたいと胸に刻んでいます。

○がんの種類別・食事療法の有効率

乳がん、前立腺がん	75%
大腸がん、肝臓がん	70%
胃がん、悪性リンパ腫	60%
すい臓がん、子宮がん、卵巣がん	50%
肺がん、胆道がん	40%

4章

「済陽式食事療法」8原則

「済陽式食事療法」とは

この章では、私ががん患者の方にすすめている食事療法の8原則を紹介します。「がんを治す」ことが前提ですから、飽食に慣れた方、ふだんから自分の好み中心で食事をしている方からすれば、相当に厳しいと感じると思います。

しかし、どういうことに気をつければ、食事でがんを「治す」ことができるのか、「食事と病気」の関係について、知っていただきたいと思います。

この8原則は、がん患者さんの「がん体質」からの脱却が目的ですから、半年から1年をメドに指導しています。確かに厳しいのですが、一生続ける必要はなく期間を限定しています。私は「半年か1年、最低100日でよいから、がんばりましょう」と言って励ましています。「その後は、徐々にゆるめてもかまいません。お肉だって食べられるようになります」と。

要は、そのあいだに免疫力を上げる、人間の持っている自然治癒力を上げる、病気に負けない強いからだに作り変えていくということです。がんを作り育てる、からだの体質を変えるためなのです。

私の恩師である中山恒明先生が、よく私に言っていました。

「済陽君、医者が病気を治してあげるのだという、だいそれたことを考えてはいけないよ。患者さんの治癒力を引き出してあげる、それが本当の名医なんだ」

みなさんも以下の8原則をまずは理解いただき、日々の生活で活かしてください。

その1　塩分制限、かぎりなく無塩に近づける

2章で述べた、がんの原因のひとつに塩分過多があります。塩分を摂りすぎると、胃粘膜を荒らし、発がん物質が直接、胃壁に作用しやすくなるのです。

そのうえ、荒れた胃粘膜には、胃潰瘍や胃がんの一因になるピロリ菌が住みつきやすくなります。また、細胞内外のミネラル・バランスを崩し、胃がんにかぎらず、すべてのがんのリスクを高めます。

そのため、塩分の摂取をかぎりなくゼロに近づけるつもりで、取り組むのです。通常、からだに必要なナトリウム量は、天然の食材、海藻や魚介類などに含まれているので、わざわざ調味に使わなくても食材から十分に摂取できます。

その2　動物性たんぱく質・脂肪を制限する

牛肉、豚肉、羊肉などの四足歩行動物のたんぱく質・脂肪を摂りすぎると、がんの発生や悪化がうながされます。理由は、2章で説明したとおりです。

また、動物性たんぱく質・脂肪の摂りすぎは、発がんだけでなく、動脈硬化を促進して、脳卒中や心臓病など生活習慣病のリスクも高めます。

かわりに、サバやイワシなどの青背《あおせ》魚やシジミやアサリ、カキなどの貝類を摂ってください。鶏肉は、脂肪の少ないささ身や胸肉などを週に2、3回程度なら摂ってもかまいません。ただし、放し飼いなどで育った健康な鶏の肉が条件です。ブロイラーなどはダメです。同様に、卵も質のよいものを1日1個にしてください。

その3　野菜・果物を大量に摂る

野菜・果物にはビタミン、ミネラル、酵素、ポリフェノールなどのファイトケミカルが豊富です。これらは、がんの原因となる活性酸素を除去してくれます。体内のミネラル・バランスを調整するカリウムも豊富で、滋養補給、整腸作用、免疫増強作用など、病気の発生を防ぐ作用が満載です。

皮つきで食べられる野菜は皮も一緒に食べましょう。無農薬・低農薬の野菜・果物を使用します。

大量に摂取するために、ジュースで摂ることが重要になります。毎日1・5〜2リットルのフレッシュジュースを作ります。この野菜・果物の大量摂取は、済陽式食事療法の大きな柱のひとつです。

その4　主食は玄米や胚芽米に、イモや豆類も摂る

米や麦の胚芽部分には、ビタミンB群やビタミンE、酵素、抗酸化物質のリグナンや食物繊維などが含まれ、まさに栄養の宝庫です。がん抑制に効果的な成分が、たっぷり含まれているのです。

主食は、これらの栄養分を取り除いた精白米でなく、その胚芽ごと食べる玄米、胚芽米にします。ただし、胚芽部分には農薬などの成分が蓄積するので、無農薬・低農薬のものを選ぶことが重要です。

イモや豆類も、ビタミンやミネラル、食物繊維が豊富です。とくに大豆には、がんの抑制効果を持つイソフラボンが豊富なので、納豆などの大豆食品は、積極的に摂ることを心がけてください。

その5　ヨーグルト、キノコ、海藻《かいそう》を摂る

これらは免疫力アップに欠かせない食材です。ヨーグルト（乳酸菌）は、腸内の善玉菌を増やし、がんの発生をうながす悪玉菌を抑制するなど、腸内環境を整えます。また、免疫物質を活性化したり、胃がんの原因となるピロリ菌の殺菌効果もあります。1日に500グラムの摂取が理想ですが、少なくとも300グラムの摂取は必要です。

キノコにはβグルカン、海藻にはカリウム、カルシウム、ヨード、フコイダンなど、さまざまな免疫賦活《ふかつ》成分が含まれています。毎日の食事で積極的に摂りましょう。

その6　ハチミツ、レモン、ビール酵母《こうぼ》を摂る

ハチミツはビタミン、ミネラル、オリゴ糖が豊富です。ハチミツに含まれる花粉は免疫力を賦活（活発化させる）します。またクエン酸回路を賦活し、細胞の代謝を活性化させます。1日大さじ2杯の摂取をすすめています。

レモンもビタミンC、クエン酸、ポリフェノール、カリウムなど、がんの抑制には欠かせない有効成分が豊富で、1日2個の摂取を目安にしています。いずれも無農薬・低農薬のものを使用します。

ビール酵母（エビオス錠《じょう》）は、ここで紹介している食品のなかで、唯一のサプリメントです。ビール酵母は、植物性たんぱくと動物性たんぱくの中間的な存在で、双方の「いいとこどり」の食品です。

たんぱく質は、からだに必要で大事な栄養素ですが、済陽式食事療法では動物性食品を厳しく制限します。そのため、このビール酵母は、たんぱく質補給に最適の食品で、がん患者さんには、朝晩合計20錠の摂取をすすめています。

その7　油は、オリーブオイルかゴマ油にする

動物性脂肪の摂取禁止の理由はすでに述べましたが、植物性脂肪についても注意が必要です。からだによいと言われる魚油《ぎょゆ》や植物性脂肪は、「不飽和脂肪酸」がおもとなります。

この脂肪酸はオリーブオイル、ゴマ油、ナタネ油、新しいタイプのサフラワー油などに多い「一価《いっか》不飽和脂肪酸」と、魚油、シソ油、エゴマ油、亜麻《あま》油などに多い「n《オメガ》－3系不飽和脂肪酸」、そしてコーン油、綿実油、大豆油、ひまわり油、旧タイプのサフラワー油などに多い「n－6系不飽和脂肪酸」の三つに分けられます。

この三つをバランスよく摂ることが大事なのです。ただし、現代はスナック菓子やレトルト食品、インスタント食品などに含まれるn－6系にかたよりがちです。n－6系に含まれるリノール酸も、必須脂肪酸のひとつで大事なものですが、摂りすぎると弊害も指摘されています。

n－3系には、免疫の調整作用があります。ただ酸化に弱いので、生で摂るドレッシングやマリネに使ってください。揚げもの、炒めものには、酸化に強い一価不飽和

脂肪酸のオリーブオイルやゴマ油がおすすめです。ただし、量の控えめは原則です。

また、5章でも触れますが、マーガリンやスナック菓子などに多く含まれる「トランス脂肪酸」は動脈硬化を促進し、心筋梗塞やアレルギーなどのリスクを高め、免疫機能を低下させるので、がん患者の方は摂取を避けていただきます。

その8　自然水を飲む

水は、人間のからだの約60%を占め、さまざまな代謝に使われる大切な成分です。だからこそ、どのようなかたちで摂るかが重要になってきます。

日本の水道水は、雑菌を取り除くため塩素やフッ素が含まれています。これを摂取すると、体内に活性酸素が増えます。活性酸素の毒性については2章で触れました。がんの発生、老化、動脈硬化などを促進させるのです。がん患者の方はとくに水道水は避け、自然水を摂取するように指導しています。

安全な湧《わ》き水などの自然水が飲める地域以外は、ペットボトル入りの自然水をすすめています。種類は以下の四つです。

○ナチュラルウォーター――特定の水源から採取された地下水を濾過《ろか》、加熱殺菌したもの
○ナチュラルミネラルウォーター――天然のミネラルが溶け込んだ地下水で、加熱殺菌していないもの
○ミネラルウォーター――複数のナチュラルミネラルウォーターをブレンドしたり、ミネラル成分を調整したもので、濾過、加熱殺菌したもの
○ボトルドウォーター――蒸留水など地下水源以外の水を原料として、殺菌したもの

がん患者や高齢者の方には、加熱殺菌処理していないナチュラルミネラルウォーターをすすめています。

5章

がんにならない食習慣

がん予防食品「デザイナーフーズ」は身近にある

この章では、いままで述べてきたことを日々の生活で実践する「済陽式がんを防ぐ食習慣」を提案します。

1章でも触れましたが、一九七七年、アメリカは国家の威信をかけ国民の健康と食事について徹底的な調査・考察をしました。その結果、「アメリカで増え続けているがんや心臓病は、食事に大きく起因する〝食原病《しょくげんびょう》〟であり、クスリでは治らない」と結論づけました。

この5000ページにも及ぶマクガバン・レポートに端を発したアメリカの健康政策は、民間企業や各種団体も巻き込み、まさに国をあげて怒濤《どとう》のごとく動き出しました。

その一環としてアメリカ国立がん研究所が、一九九〇年にがん予防に有効な植物性食品（野菜、果物、穀類、香辛料など）に関する研究を行ない、摂取を呼びかける発表をしました。それが「デザイナーフーズ・プロジェクト」です。

それまでにも、がんの予防に効果があると言われる食品はたくさんありましたが、

がん予防食品「デザイナーフーズ」

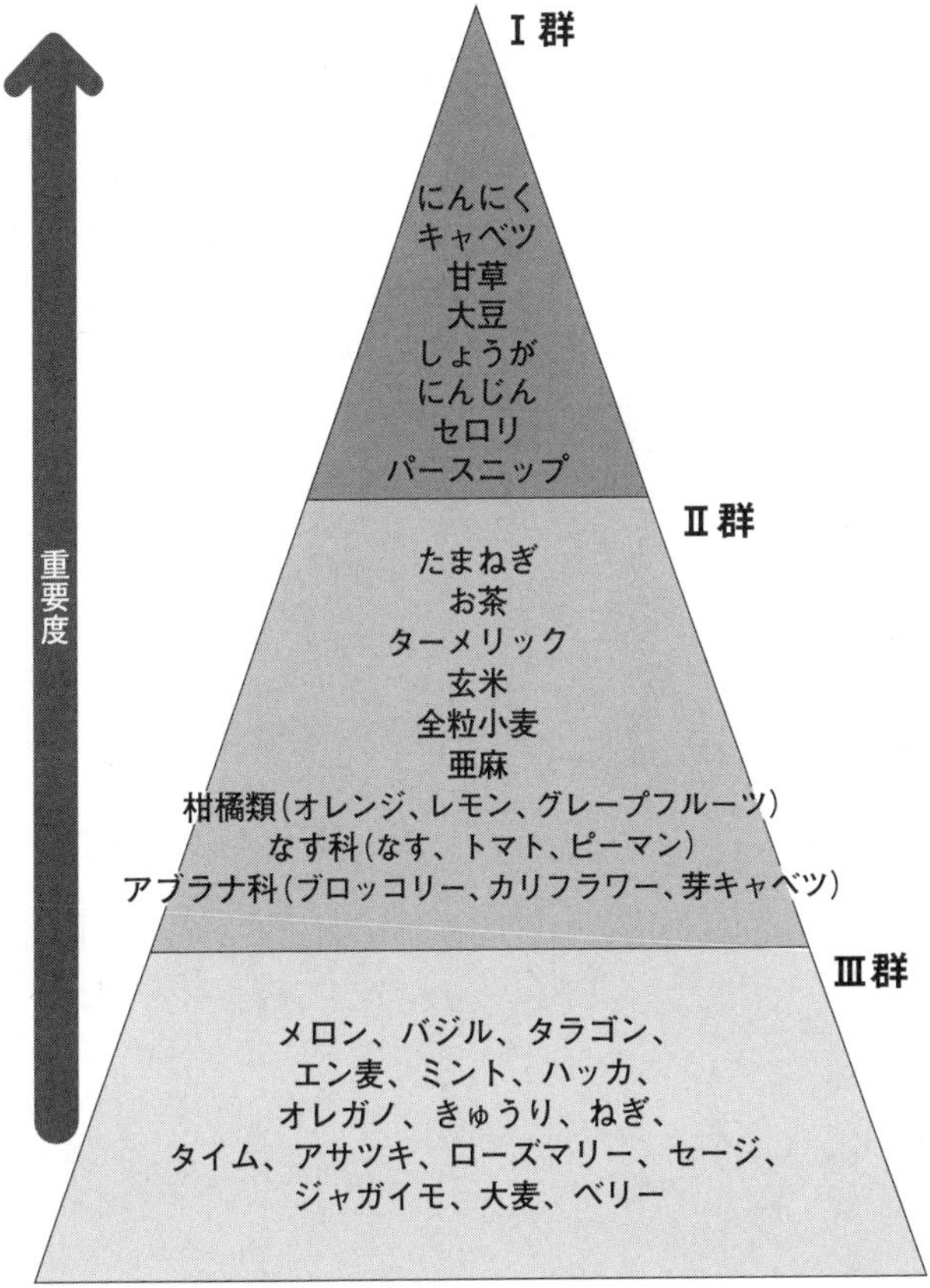

(アメリカ国立がん研究所／1990)

科学的に検証されたものは、それほど多くはありませんでした。このプロジェクトでは、それを成分、作用、体内での代謝など徹底的に調べ上げたのです。

研究の結果、がん抑制効果がもっとも高い代表的な食品に、にんにく、キャベツ、大豆、しょうが、にんじんなどを挙げています。次いでたまねぎ、お茶、柑橘類などがあります。これを重要度順にランクづけして図にしたのが「デザイナーフーズ・ピラミッド」（109ページ参照）です。

がんに効くという食品を、たえず意識しておくために、この図を拡大してキッチンなど、部屋のどこかに貼っておくのもよいかもしれません。

禁煙は必須、たばこの煙に40種類以上の発がん物質！

食品ではありませんが嗜好品であり、口を経由するので、禁煙を最初に挙げます。1章で紹介した、ドール博士によるがん発生原因のグラフ（33ページ参照）を思い出してください。ドール博士は、研究の結果、がん発生の原因の30％は喫煙と断定しています。現在の日本で、がん死の第1位は肺がんです。

がんは女性より男性に多い病気ですが、その最大の原因は喫煙率によるものです。男性は、喫煙率が女性の4倍も高いのです。

たばこは肺がんだけにかぎりません。咽喉《いんこう》がん、胃がん、食道がん、肝臓がんなどにもたばこが影響しています。さらに問題があるのが、間接喫煙。たばこを吸わない周囲の人に影響を与えてしまうことです。受動喫煙でも肺がんのリスクは、20～30％増えると言われています。これは重要な問題です。たばこを吸う人は、発がん物質を取り除くフィルターを通していますが、吸わない人には、フィルターがありません。さらに悪いことに、たばこの煙は、温度が低くなるほど発がん性が高くなるのです。

なぜ、喫煙が悪いのか、言うまでもなく発がん性の有害物質を多く含むからです。厚生労働省の発表でも、たばこの煙には4000種以上の化学物質が含まれ、有害物質だけで200種類以上あります。そのうち発がん性がわかっているものだけでも、ベンゾビレン、ニトロソアミンなど40種類以上もあるのです。また、たばこは肺を汚染するだけでなく、肌や骨の老化を促進させます。

そして活性酸素の問題です。たばこには、体内の酸化や炎症を引き起こす活性酸素が多く含まれています。煙を吸い込むことによって、体内の活性酸素がさらに増加し体内の免疫システムが破壊されていくのです。

がん予防を心がけている人で、現在たばこを吸っている方は、この瞬間からでも禁煙を実行してください。

お酒は、種類と飲みかたで毒になる

健康な人ならば、適度な飲酒はからだによいとされています。血流もよくなるし、リラックスやストレス解消に効果があります。

昔から「酒は百薬の長」という言葉もあるくらいです。個人差がありますが、適量の目安は日本酒なら1日2合までです。ちなみに日本酒1合はビールで大ビン1本分、ワイングラスで2杯分（240ミリリットル）、ダブルのウイスキーで1杯分にあたります。そして週2回、最低でも1回は、休肝日を取ってほしいと思います。

お酒にもさまざまな種類があります。日本酒、焼酎《しょうちゅう》、ビール、ワイン、ウイスキー、ブランデー、紹興酒《しょうこうしゅ》やリキュール類もあります。

ワインはポリフェノールが注目されていて動脈硬化を予防し、血圧を安定させると人気があります。いま大ブームの焼酎やブランデー、ウイスキーなどの蒸留酒《じょうりゅうしゅ》は、アルコール分がワインなどの醸造酒《じょうぞうしゅ》に比べ早く分解されるため、二日酔いを起こす毒性物質アセトアルデヒドが残りにくいのです。ビールも、古代より強壮剤として愛されてきました。

ビール本体とは別ものですが、ビールを作る時に活躍するビール酵母は、微量栄養素が豊富に含まれた非常にすぐれたサプリメントで、私はがんの治療に使っています。ちなみに、私はウイスキーや焼酎のお湯割りを愛飲しています。

お酒の種類では、濁《にご》り酒などはあまりおすすめできません。お好きな方はせいぜい週1、2回にしてほしいと思います。濁り酒にある残りかすが、代謝を妨げてしまうからです。もちろん、そこがお好きな方もいらっしゃると思うので、やめなさいとは言いませんが、飲む頻度には気をつけてください。

ただ、からだによいといってもあくまで適量です。摂りすぎは逆に毒になります。アルコールは肝細胞を痛め、代謝や解毒《げどく》に支障をきたします。厚生労働省の研究によれば、日本酒で1日平均2合以上3合未満を飲む男性は、がんになるリスクが1・4倍、3合以上飲む男性では1・6倍になります。口腔《こうこう》がん、咽頭《いんとう》がん、食道がん、肝臓がんなどは「アルコール関連がん」と言われています。粘膜の細胞に直接影響を与えてしまうし、肝臓での代謝に負担をかけてしまうからです。お酒はあくまで適量、「毒」にはせず「百薬の長」で楽しんでほしいと思います。

お酒関係で思わぬ効能のある食品をひとつ紹介します。それは酒かすです。酒かすは、日本酒などのもろみを圧搾《あっさく》した際に残る白色の固形物です。豊かな栄養分があり、昔からからだによいことは知られていました。ここ数年、がんに対する酒かすの効果が注目を集めています。がんの発生を防いだり、抗がん剤の副作用を抑えたり、がん特有の体力低下を改善する、という広範囲の有効作用が認められています。

なかでもマウスを使った実験で、酒かすが、がん細胞を退治するナチュラルキラー細胞を活性化することが証明されています。酒かすは、がんになりにくい体質作りに効果があるのです。焼いてそのまま食べられますし、みそ汁、鍋もの、煮もの、つけものなどさまざまに活用できます。ぜひ、ためしてほしい食材です。

塩分は、1日5グラムまで

胃がんは、一九九八年にトップの座を肺がんにゆずるまで長いあいだ、日本人の死因でも、罹患率でもがんのトップでした。現在でも罹患率ではトップです。日本人がいちばん多くかかる、がんであることはまちがいありません。

2章の「がんを起こす四つの原因」で説明しましたが、胃がんのいちばん大きな原因は、「塩分の過剰摂取」です。二重三重にがんの発生や悪化をうながします。もちろん、がんだけでなく高血圧の主要原因でもあり、メタボなど生活習慣病の大きな要因でもあります。

現在、日本人の1日平均の塩分摂取量は11〜13グラムです。これは世界的に見ても相当な高さです。ヨーロッパでは5〜6グラム、高いと言われるアメリカでも8〜10グラムです。理由は、みそやしょうゆなど伝統的な調味料、つけものなど塩分が高い保存食にあると考えられています。

伝統的な日本食が、「がんを防ぐもっとも理想に近い食事」と言われながら、唯一の弱点は、塩分の過剰摂取と指摘されてきた由縁《ゆえん》です。最近では、伝統的な調味料以外に、加工食品や外食での高い塩分にも注意が必要と考えられています。

塩分の適量として、厚生労働省では1日10グラム未満を目標に掲げています。いっぽう、WHOではその約半分の6グラム未満を推奨。日本高血圧学会でも高血圧の方には、6グラム未満を推奨しています。

しかし私は、がんを予防するためには、1日の塩分摂取量を5グラム未満に抑えることが必要と考えています。

ナトリウムは、確かにからだに必要なミネラルです。本当にゼロになったら、命にかかわります。しかし、通常、からだに必要なナトリウム量は、天然の食品、とくに海藻や魚介類といった海産物の摂取で十分にまかなえます。食パンでも100グラム中に1グラムは含まれています。だから、調味料としての塩分は、摂る必要はないのです。

私は、がん患者の方にはゼロに近づけるよう指導していますが、健康な人でも予防を心がけるなら、ゼロに近づける努力をしてほしいと思っています。厳しいと思われるかもしれませんが、やりかたしだいではそんなに難しくありません。

どうしても塩分が必要な時、私が実行している次の減塩法を試してみてください。

①調理の場合、減塩塩（塩分が通常の半分の塩）か、減塩しょうゆ（塩分が通常の半分のしょうゆ）をほんのすこし、風味づけに使う
②刺身などに使うしょうゆは、減塩しょうゆを酢やレモン汁で割って使う
③コンブ、カツオブシ、シイタケなどから取ったダシを効かせる
④わさびやさんしょうなどの香辛料やしそ、しょうが、ねぎなどの香味《こうみ》野菜を活用する

このような工夫をすると、わずかな減塩しょうゆでもおいしく食べられます。塩分摂取で注意を払わなければいけないのは、つけものやタラコなどの塩蔵品《えんぞうひん》はもちろんですが、ハムやソーセージ、ウインナーなどの加工品です。かまぼこ、ちくわなどの練り製品も同様です。これらは塩分、添加物を多く含んでいます。摂りすぎないよう心がけましょう。

お茶を飲もう、胃がんに効果あり

塩分制限の重要性について書きましたが、健康な方がすぐに実行というのもなかなか難しいでしょう。しかし、胃がんは怖い。そういう時に頼りになるのが、日本古来の飲みものであるお茶です。

お茶と塩分と胃がんに関して、わかりやすい調査があります。静岡県はお茶の産地です。とくに大井川上流の川根本町《かわねほんちょう》は、川根茶というおいしいお茶の産地で有名です。ここの住民は、1日平均で10杯の緑茶を飲んでいます。調査では、胃粘膜を荒らすピロリ菌の陽性率が低く、胃がんの発生率が全国平均の半分だったことがあきらかになっています。

同じ静岡県でも、駿河《するが》湾に面した漁業のさかんな戸田《へだ》村《むら》は、魚の干ものや塩蔵品などを多く摂るため塩分摂取量が高く、胃がんの発生率は全国平均の1・5倍でした。同一県内でも3倍もの差があるのです。この事例を見ても、胃がんの発生に食べものがどれくらい影響を与えているかおわかりだと思います。

お茶には、カテキンなどポリフェノールやビタミンが豊富に含まれ、がんを防ぐ食品として、研究されています。また、食中毒の予防や抗ウイルス作用もあります。寿司を食べながら「あがり」（濃い煎茶）を飲むのも、インフルエンザ予防にお茶でうがいをするのも、ちゃんと根拠があるのです。

塩分摂取過多が気になる方は、とくに積極的にお茶を飲みましょう。塩分を薄めて胃の粘膜を保護してくれます。緑茶がいいのですが、そば茶でも、ウーロン茶でも、紅茶でもよいでしょう。

ただし、煎《い》れてから1時間以上たった出がらし茶は、飲まないでください。理由はたんぱく成分が変性したり、腐敗するためです。昔から「宵越《よいご》しの茶は飲むな」のたとえがありますが、科学的知識が無いにもかかわらず、その当時から日本人は本質を理解していたのです。経験から導いたのでしょうが、あらためて昔の人の知恵はすごかったのだなと思います。

お茶は、アメリカ国立がん研究所が発表した、がんを予防する食品「デザイナーフーズ」の第Ⅱ群に入っています。

朝の生ジュースこそ、食事療法の真髄《しんずい》

朝起きてから、まず口にするものはコーヒーやお茶という方も多いと思います。お茶の効能については触れましたが、それに野菜や果物をしぼった生ジュースを加えてほしいと思います。私は、朝、目覚めてから口にする飲みものとして理想的なのは、生ジュースだと考えており、「朝の生ジュースは金」と言っています。

ホテルのレストランで朝食を摂ると必ず、係の人に「なんのジュースになさいますか」と聞かれますね。それは好みだけではなく、健康に対するきちんとした意味があるのです。

この生ジュースは、済陽式がん食事療法のなかでも最重要としています。がん体質を変えるには、野菜・果物の大量摂取がぜったい欠かせないのです。そのためには、ジュースにして摂るのがいちばんです。がん予防、病気予防という見地からも、朝の生ジュースはおすすめの習慣です。

朝いちばんのジュースは滋養になるほか、固形物とは違い、消化管のとおりがよいので、胃腸を整えます。そして、抗酸化活性が高いのでからだのさびを落とし、さら

には免疫力も高めます。高血圧や高脂血症を予防し、メタボリック・シンドロームを遠ざけるのにも効果的、とよいことだらけです。

野菜や果物は、がんの原因となる活性酸素を除去するファイトケミカル（ポリフェノール、フラボノイド、カロテノイドなど）や、代謝を整える各種のビタミン、ミネラル、消化酵素が豊富です。

生ジュースは1日に600ミリリットルの摂取が目標です。朝には200〜300ミリリットルは飲んでほしいと思います。私は、りんご1個、グレープフルーツ2個、レモン2個、これを基本に、そのときどきでオレンジ、ハッサクなど加えたりします。シトラスジューサーでしぼり、ハチミツを大さじ2杯加えてジョッキ（約500ミリリットル）で飲んでいます。これに週2、3日は、キャベツ4分の1個、にんじん2本、ピーマン1個などを加えたジュースを飲みます。

ジュースを作る時は、ジューサーやミキサーを使いますが、済陽式では栄養素が壊れにくいジューサーをおすすめしています。ジューサーには、スピンタイプとスクイーズタイプとありますが、低速しぼりで、細胞の崩れが少なく酸化しにくいスクイーズタイプがおすすめです。抗酸化活性が保たれ、ビタミンCなどが減量しません。

食材の基本は、りんご、にんじん、グレープフルーツ、レモン、みかん、トマト、キャベツ、小松菜などのグリーン野菜、ブロッコリー、セロリなども使いますが、野菜・果物はそのときどきの旬なものを選びましょう。旬のものは栄養価も高いし、流通にも乗っていますので、価格も安いからです。

理想はしぼりたてですが、毎日のこととなると、ちょっとめんどうという方もいるでしょう。そういう方には予防という観点もありますから、市販の野菜・果物ジュースでもけっこうです。ただし、無添加・無塩で100%のものを選んでください。

市販されている青汁を利用するのもよいでしょう。抗酸化物質が豊富な青汁は、しぼりたてジュースの代用品になります。ビタミン損失の少ない瞬間冷凍のものが、おすすめです。そのかわり、休日には自宅でゆっくり生ジュースを作るようにしてください。これも習慣にしてしまえば、楽しめると思います。

素材は無農薬・低農薬が理想ですが、高価ですし、手に入りにくいという方もいるでしょう。ふつうのスーパーで買ってきた野菜や果物を使用してもかまいません。ただし水洗いし、一晩または数時間でも水につけ、農薬を落とす作業をしてください。

最近は、農林水産省の指導も行き渡り、収穫まぎわの10日前あたりからは、水に落ちやすい農薬を使うようになっています。洗うなど、きちんと農薬処理をすれば、必要以上に気にすることはないでしょう。

ヨーグルトを毎日300グラム食べる

がんを予防する食習慣のなかで、取り入れたいのがヨーグルトの常食です。人間の腸内には300種類・100兆個以上の腸内細菌が住んでいます。私たち哺乳《ほにゅう》動物は、母親の子宮で育つ胎児期には、腸内の細菌はほとんどありませんが、出生して母乳を飲み出すと、ビフィズス菌、大腸菌、乳酸桿菌《にゅうさんかんきん》がすぐに繁殖し、次にバクテロイデスやウェルシュ菌が育ってきます。

老年期になると、善玉菌のビフィズス菌の割合が減少し、逆に大腸菌やウェルシュ菌などの悪玉菌が増えてきます。これが、病気の原因になると考えられています。腸内細菌の繁殖は、まるで草花の群落のように集団を形成して増殖するため、「細菌叢《さいきんそう》」

（腸内フローラ）と呼ばれています。

東大名誉教授の光岡知足先生の50年に及ぶ研究で、腸内細菌が人間の健康に深く関与していること、ヨーグルトの常食で腸内ビフィズス菌の優勢が保てること、それが老化予防と健康維持に重要であることが、解明されています。

おもな腸内細菌は、乳酸桿菌、ビフィズス菌、腸球菌など健康に役立つ善玉菌と、大腸菌、ウェルシュ菌などからだに害を及ぼす悪玉菌とがあります。それらが、たえず勢力争いをしているのです。悪玉菌が多く繁殖すれば、それらが作り出す毒性物質や細菌毒素の影響で、さまざまな病気や不調を起こします。もちろん、がんもそのひとつです。

逆に善玉菌が多く繁殖すれば、悪玉菌の繁殖が抑えられ、がんの抑制にも役立ちます。また、外から進入してくる病原菌へのバリアーにもなります。こういった善玉菌の代表が乳酸菌です。乳酸菌とは単一の菌ではなく、糖質を〝エサ〟として利用し、多量の乳酸を作り出す菌の総称です。ビフィズス菌や桿菌であるブルガリア菌、球菌のサーモフィルス菌などがこれに属します。

腸内細菌は年齢とともに変化する

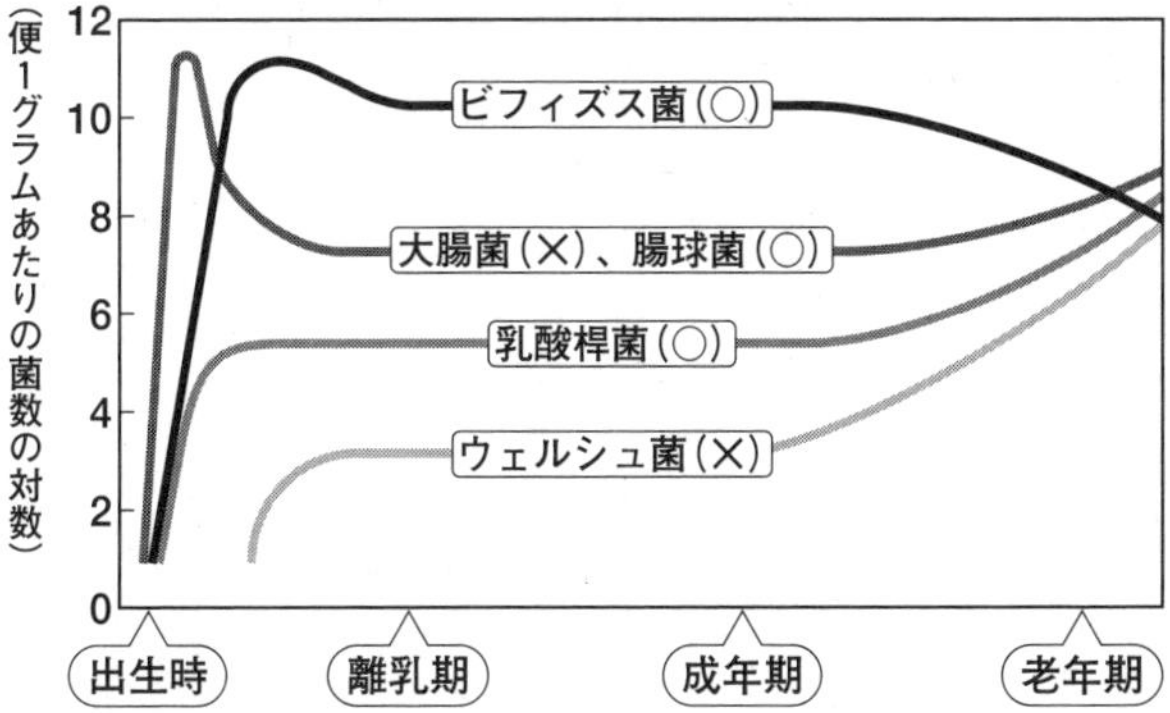

※○＝善玉菌　×＝悪玉菌

(済陽高穂著『日本人だけなぜ、がんで命を落とす人が増え続けるのか』より)

悪玉菌の多くは、酸を嫌い、酸性の環境では繁殖が阻《はば》まれます。乳酸菌が多く繁殖するほど、腸内は酸性になるので、悪玉菌の繁殖や活動を抑制できるのです。

善玉菌を増やすふたつの方法

現代人の生活は、腸内の悪玉菌が増えやすい環境になっています。ストレス、肉食、それに老化なども増やす原因になります。だから、ヨーグルトを食べて善玉菌を増やし、悪玉菌を抑え込む必要があるのです。

腸のなかは、体内で免疫細胞がいちばん多く集まっているところです。腸内細菌をバランスよく存在させることが、こうした免疫系の細胞を活性化し、免疫力を増強することにつながります。このようにヨーグルトなどを飲むことで、乳酸菌という生物を外から直接補充して悪玉菌を抑制することを「プロバイオティクス」と言います。

いっぽう体内の善玉菌は、食物繊維やオリゴ糖などをエサに繁殖をします。こうした善玉菌を増殖させる栄養素を補給して、繁殖をうながし、悪玉菌の増殖を抑える仕組みを「プレバイオティクス」と言います。

この両面から、善玉菌を増やさなければいけないのです。善玉菌のエサとなる食物繊維やオリゴ糖は、たまねぎやにんにく、トマトなどに含まれています。野菜・果物の摂取が、いかに大事かおわかりいただけると思います。

腸内細菌叢の環境は、先にも述べましたが、誕生後めまぐるしく変化し、成人から老年にかけては、悪玉菌がはびこる方向に進み、これが老化の大きな原因となるのです。ヨーグルトを大量に飲むカスピ海沿岸・グルジア共和国やブルガリア共和国の人は、夫婦合わせて200歳という例も珍しくありません。これは、ヨーグルトを常食にしていることが影響していると考えられています。

さまざまな種類のヨーグルトが出回っていますが、カスピ海ヨーグルトとブルガリアヨーグルトが人気のようです。もともと、乳酸菌には、球形をした球菌と長細い形をした桿菌がありますが、これらのヨーグルトは球菌が主体です。丸い形状の点から1グラムあたりに含まれる乳酸菌の量が多くなり、ふつうのヨーグルトの3～5倍の量になります。とうぜん、乳酸菌の効力が高くなります。また「腐りにくい」と言われ、雑菌が繁殖しにくいのも特徴です。人気があるのもわかります。

余談ですが、私は、昼食にりんご1個とヨーグルト500グラムを食べています。最初は牛乳1リットルだったのですが、乳糖《にゅうとう》を分解できない乳糖不耐性《ふたいせい》らしく、お腹がゴロゴロして調子が悪いため、ヨーグルトに変えました。ヨーグルトは、乳酸菌の働きで最初から半分くらい乳糖が分解されているため、乳糖を分解する酵素が無い私でも、安心して食べられるのです。

日本人と欧米人では、体質が違います。最近発見されたのが、この乳糖を分解する遺伝子で、カフカス（コーカサス）遺伝子と言います。通常、人類など哺乳類は大人になると、牛乳を大量に飲めなくなるのですが、約7000年前に突然変異で乳糖を分解できる人種が生まれたのです。いまのグルジア共和国のあたりです。先ほど述べた長寿の地域です。突然変異で生まれたこの人種は、すこしずつヨーロッパへ移動していったのです。だから、ヨーロッパ人やアメリカ人には、この遺伝子を持つ人が多いのです。

乳酸菌は、腸粘膜を保護するだけでなく、胃粘膜も保護することがわかってきています。2章で、胃がんを引き起こすピロリ菌について述べましたが、乳酸菌は、このピロリ菌を殺すことも報告されています。牛乳を分解できる人間は、乳酸菌がどんどん繁殖します。だからなのでしょう、ヨーロッパ人には胃がんが少なかったのです。日本人もそうですが、アジア人には乳糖不耐性の人が多く、ピロリ菌が巣食っています。胃がんが「アジア型がん」と言われるのは、前述の突然変異の人たちがアジアのほうへ流れなかったからなのでしょう。人類の成長過程において、あるきっかけで、その後大きく変わっていくものがあるのです。そういうスケールで見ると牛乳、ヨーグルトの話も興味深いですね。

肉料理は週2、3回にとどめる

済陽式食事療法では、治療中のがん患者の方は、動物性たんぱく質・脂肪の摂取を半年から1年という限定つきながら、全面禁止にしています。

なぜかというと、がんの発生・増殖に関係があるからです。肝臓の酵素活性が高まり、遺伝子のミスマッチが起こりやすくなる、増えすぎる酸化LDLの排除のために免疫細胞が消費され、免疫力が落ちる、腸内の悪玉菌が増え、消化液の胆汁《たんじゅう》を二次胆汁酸という毒性物質に変える、などさまざまな弊害があるからです。

しかし、がんにかかっていない一般の方まで禁止というわけにはいきません。やはり肉はおいしいし、栄養的にも文句なしの食材です。牛肉には100グラム中、14〜19グラムの良質のたんぱく質が含まれています。たんぱく質は筋肉、内臓、皮膚、髪の毛、血液、各種酵素やホルモンの素材となり、命にはなくてはならないものです。

人間に必要なアミノ酸20種のうち、9種類は体内で合成できず、食べものから摂る必要があります。肉はこれらをまんべんなく含んでいるので、アミノ酸スコアはパーフェクト。熟成した肉は、イノシン酸や遊離アミノ酸などのうまみ成分が生じます。

また、ミネラルの鉄分が豊富で、文字どおり、私たちの血となり肉となります。

戦後、日本が世界一の長寿を達成した背景には、昔からのでんぷん主体の食生活に、新たに肉食による適度の動物性たんぱく質が加わったことで、感染症への抵抗力が高まったためという説もあるのです。

動物性脂肪も牛肉には20〜30％含まれています。この消化や代謝が、十分に行なわれるならば、このうえない栄養素です。ただ、これも2章で説明しましたが、消化、代謝が不完全だと種々の弊害を発生させ、病気を起こします。

人間より体温の高い牛や豚などに含まれる飽和脂肪酸は、融点《ゆうてん》が比較的高く、人間のからだに入ると、凝固《ぎょうこ》傾向を持つため、ドロドロ血液になりやすいのです。初期の頃なら胃もたれや下痢《げり》ですみますが、そのうちに脂質代謝異常、肥満、脂肪肝、アルツハイマー病などに進んでいきます。もちろん、がんの原因にもなります。要は摂りすぎないことなのです。

脂肪を適度に落とす調理の工夫も大事です。肉の料理法はゆでる、煮る、炒《いた》める、網焼き、揚げるなど多種に及びます。よく焼いたり、ローストしたり、しゃぶしゃぶのように脂分《あぶら》だけ落として食べるとよいでしょう。

長寿で有名なコーカサス地方、グルジア共和国の肉料理「ハシュラマ」は、熱湯でグラグラ煮た肉をハーブそのほかの香辛料だけで食べます。非常にシンプルな料理です。また、すね肉などは、筋にコラーゲンやエラスチンなどの物質が含まれ、加熱すると、ゼラチンになって食べやすいので、煮込み料理やスープによい食材です。

食べかたですが、肉だけを食べることは避けてください。各国の料理もつけあわせに工夫がこらされています。日本のすき焼きでは、ねぎ、白菜、シイタケ、春菊などの野菜に豆腐、しらたきなどを一緒に摂ります。ドイツではザワークラウト（酢キャベツ）にポテト、フランス料理ではにんじん、ジャガイモ、ほうれん草のソテーにオランダ芹《せり》など、いずれも野菜を一緒に摂るなど、栄養バランスが考慮されています。

やはり、牛や豚、羊などの四足歩行動物の肉は週に2、3回程度にしてほしいと思います。くどいようですが、摂りすぎはいけません。鶏肉や魚介類の摂取を心がけるなど、肉食はバランスを考えて摂ってください。

トランス脂肪酸にあふれた食材を避ける

「済陽式食事療法・その7 油」のところで、簡単にトランス脂肪酸に触れました。現在の私たちの周囲には、トランス脂肪酸があふれています。そのリスクについて、きちんと書いてみたいと思います。

この脂肪酸は、天然の植物油には、ほとんど含まれていません。現在、身近な食品に含まれている大部分のトランス脂肪酸は、液状の不飽和脂肪酸を固めるために、水素を添加して、飽和脂肪酸に変化させる過程でできるものです。

この脂肪酸のなにがいけないのでしょうか。トランス脂肪酸は、悪玉コレステロールを上昇させて、心疾患のリスクを高めます。さらに、免疫機能を低下させて、感染症やがんのリスクを増やします。アレルギーや認知症を促進するというデータも発表されています。

また、トランス脂肪酸が細胞の成分として利用されると、細胞内液への浸透性や細胞内の生化学構造が狂い、いままで細胞内に浸透できなかったウイルスやバクテリア、有害物質などが簡単に細胞に入り込み、本来入るべき大切な栄養素をブロックしてしまいます。その結果、細胞内で糖代謝が正常に行なわれなくなり、糖尿病、ホルモン異常、生殖機能障害、肝臓障害、血栓《けっせん》などの症状が起こるリスクが高まるのです。

二〇〇六年十二月、アメリカ・ニューヨーク州は、自治体として世界ではじめて、レストランでのトランス脂肪酸の使用禁止にふみきりました。該当するレストランはマクドナルド、ケンタッキーフライドチキン、中国料理などテイクアウトできるお店も含めて全店です。欧米では、この措置に追随しています。トランス脂肪酸の含有量を制限したり、自主規制に動くメーカーもあらわれています。アメリカの医学研究所のレポートでは、トランス脂肪酸の安全摂取量は無い、とまで言っています。

トランス脂肪酸が使用されているものでよく知られているのは、マーガリンやショートニング（各種の油脂にガスを混入して作ったラードの代用品）で、これらはスナック菓子、ビスケット、クッキー、食パン、フライドポテトなどの加工食品に含まれています。プロセスチーズにも含まれています。かなり広範囲にわたり、油を使った市販食品に含まれている可能性が高いのです。

欧米に比べると日本人は、まだトランス脂肪酸を摂る割合は少ないと言われていますが、「はじめに」や1章で述べたように、最近の食生活の乱れを目にしていると、あながちそうとばかりは言っていられません。がん予防だけでなく、健康に生活する条件として、体内に毒を入れないというのは基本中の基本です。

市販の食パンにマーガリンを塗って食べてほしくはないし、チーズを食べるならプロセスチーズでなく、良質のナチュラルチーズを選んでほしい。私は、ケーキなどの洋菓子をすすめません。なぜなら、使用されている脂肪・油が問題だからです。おやつを食べるならスナック菓子ではなく、ナッツやドライフルーツ、果物、昔ながらのふかしイモなどがよいでしょう。できるだけ自然な食品を選んで食べてください。

少食の習慣をつける、食べすぎは危険！

食で病気を予防する基本、これは飽食をしないということです。まずは、食べすぎない。日本には、昔から「腹八分目に医者いらず」「腹も身のうち」など、食べすぎを戒《いまし》める言葉やことわざが多く伝わっています。健康のためには腹八分目が大事と言

少食(カロリー制限)で寿命は延びる

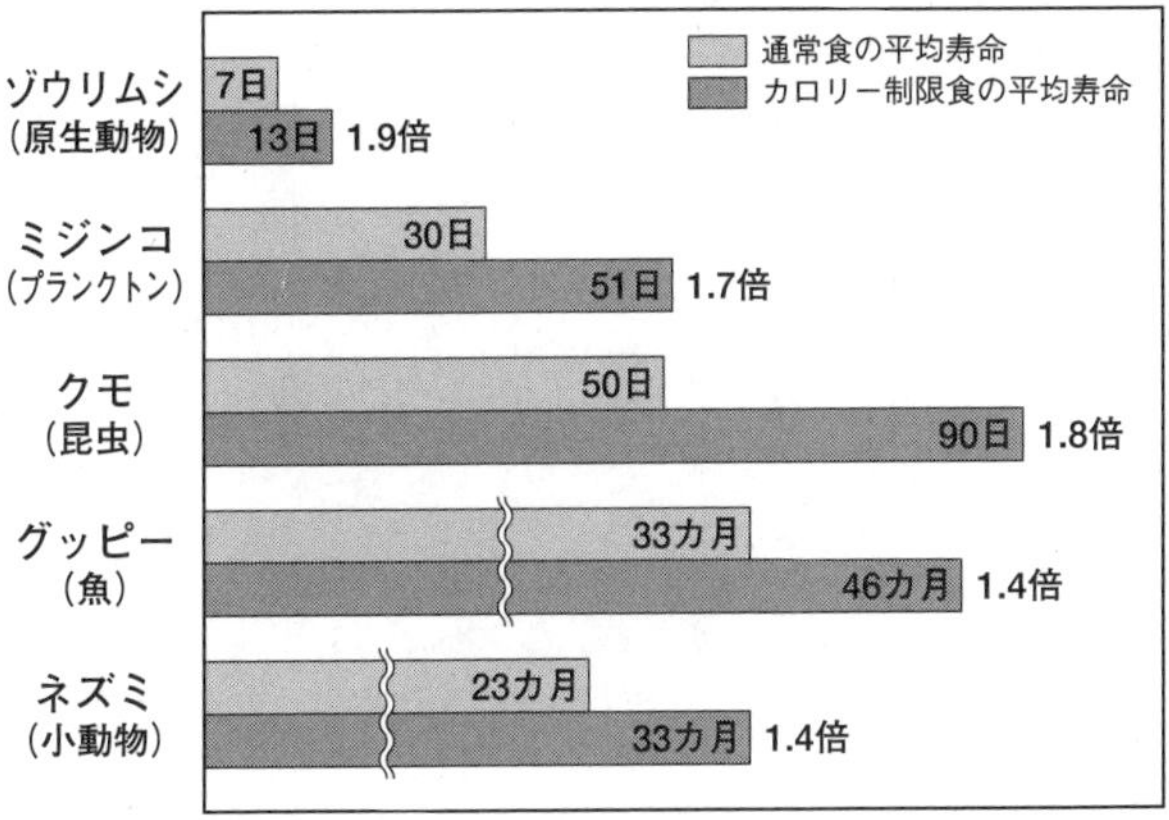

(白澤卓二教授の研究より)

いますが、腹七分目でもよいくらいです。少食が、からだによいことは、さまざまな研究でもあきらかにされています。

順天堂大学教授でアンチエイジング学会理事の白澤卓二《しらさわたくじ》氏は、アンチエイジングに有効な食べかたとして、「腹六〜七分目」の食事を提唱しています。ネズミなどを使った動物実験で、エサを通常の60〜70％にしたら、寿命が4割も延びたのです。

人間も同様だと思います。日本人の食事は、古代には朝夕の2食で、3食が一般化したのは、江戸時代と言われています。

アジア、ヨーロッパでも2食の時代が長かったようです。人間は、もともと2食が合っているのかもしれません。

自分の消化能力に見合った食事量が大事なのです。私の場合は、1日の摂取量は、だいたい1600〜1800キロカロリーです。これでも少ないとは考えていません。1日中動き回っているので、毎日の活動のなかで、ちょうど使いきるくらいの量だと思っています。

心不全や腎機能不全、肝機能障害は、その臓器のオーバーワークから生じる病気です。消化管のオーバーワークとは、すなわち消化吸収不全です。そして、それを起こすのが飽食です。摂ったものを消化しきれず、代謝不全となって病気になる。食べすぎも、がんの原因になることを、頭に入れておいてほしいと思います。

身の丈《たけ》にあった食事量はとても大事なことなのです。食事療法を行なっていると、たいてい、肥満の人はまず肥満が解消されて、3〜4キロ体重が減り、それからがんが消えていきます。

自分に合った食事量というのは個人差があるので、万人共通の提案はできません。おそろしく個人差が大きいのです。やや極端かもしれませんが、説得力のある例を挙げてみましょう。

私が学んだ八つの食事療法について紹介しましたが、大きな影響を受けたもののひとつが、甲田療法です。その甲田光雄先生のお弟子さんに、鍼灸《しんきゅう》師の森美智代《もりみちよ》さんという方がいらっしゃいます。20歳すぎに保育士になられたのですが、半年ほどしてひどいめまいに襲われ、仕事が続けられなくなったそうです。あちこちの病院を回りましたが、どこもダメ。最後にたどりついたのが甲田先生でした。脊髄小脳変性《せきずいしょうのうへんせい》症という難病でしたが、甲田先生のもとで、断食や少食療法を繰り返され、1、2年でみごと難病を克服されたのです。

そしてなんと、この方は気がつくと1日にどんぶり1杯の青汁と、ビール酵母などを摂るだけで、生活できるからだになっていたというのです。1日の摂取カロリーは80キロカロリー程度です。太りすぎるからと、現在の食生活になったそうですが、驚きのひとことです。

実際に森さんにお会いしたことがありますが、肌つやもよく、ややふっくらされて、いたって健康的です。1日青汁どんぶり1杯だけの食事で過ごされているとは、とても信じられませんでした。もう10年以上、鍼灸師として活躍されています。

検証にかかわった専門家たちによれば、「ふつうの人間ならエネルギーにできない食物繊維を、草食動物のように腸内細菌の力を借りて消化し、エネルギー源やたんぱく質源（アミノ酸）に変換しているのだろう」という見解を出しています。

3章で「人間は草食動物に近い雑食動物」と述べましたが、「人間は正真正銘《しょうしんしょうめい》の草食動物」になりうる貴重な生き証人です。この方の80キロカロリーを見習って、というのはオーバーですが、自分の身の丈に合った食事量がいかに大事であるか、わかると思います。

コース料理には意味がある

食べかたや食事の作法にも、からだによいルールがあります。コース料理を見ればわかりますが、からだの消化のことを考えて出されているわけです。最初にスープ、次に軽い前菜や、つけあわせが出て、最後に重たい魚や肉が出る。

これには理由があるのです。たとえば、貝や鶏がらスープなどは、適度に脂肪とかたんぱく質が入っていて消化管を刺激します。そのため、すい臓や胆嚢《たんのう》、肝臓などで活動の準備ができます。脂肪に対する胆汁やすい液など、たんぱく質分解酵素を分泌させて準備する、その後におもむろに重たいものを食べる。そうすると、消化吸収がよいわけです。運動と同じです。突然にハードな運動をすれば、急激に負担のかかった部位を痛めます。ストレッチで、まずからだを慣らしてからでないといけません。食事もまったく同じです。

この軽くから重くという順番は、和洋で共通しています。最後に出るデザート、これも大事です。たんぱく質、脂肪などを分解する食物酵素を多く含む、果物などが多いのも、よくわかると思います。

そしてもうひとつ。楽しく食べることが大事です。個食は、避けたほうがいいでしょう。家族団らんで食べたり、仲間とわいわい食べるなど、要するにみんなと楽しく食べる、これも大事な食事習慣です。

トレーサビリティを知り、食品表示を見よう

家族も含め、自らの健康を守るという習慣に加えたいのは、トレーサビリティを活用することです。

トレーサビリティとは、商品の生産や製造加工、流通、小売の経路をあきらかにして、食品が流通した履歴を追跡可能にした、仕組みのことです。

電気製品などでは、以前から製品に番号をつけ、どこの工場でいつ生産されたか、わかるようになっています。宅配便なども、発送した荷物が現在どのような状況にあるか、容易に確認できますね。その食品版と言ってよいのが、トレーサビリティです。

たとえばスーパーの食品売場で、果物やお米などに「○○県の○○が愛情を込めて作りました」など、生産者の情報を表示している商品を、目にすることが多くなりましたが、これも一種のトレーサビリティです。

このきっかけは、日本中を震撼《しんかん》させた狂牛病問題でした。海外で牛肉が原因のBSEが発症したことで、二〇〇三年に「牛肉トレーサビリティ法」が制定され、国内の

牛は、個体識別番号で一元管理され、生産流通過程が正確に把握できるようになりました。牛肉以外は法制化されていませんが、青果、鶏卵、貝類、養殖魚、のりなどについてはガイドラインが制定されています。これにもとづき、トレーサビリティを導入する企業も増えています。

まだまだ手間や手続き、コストなどいろいろ問題もあり、すべての食品にトレーサビリティをつけるのは、難しいのが現状です。しかし調査によれば、消費者の9割はトレーサビリティが必要と考えているとありますから、プライベート・ブランドを中心にトレーサビリティを展開する企業も多くなっていくでしょう。

同じ野菜や果物、鶏肉、卵でもどのような育てかたをしているかで、品質が大きく変わります。環境汚染や食品添加物など、消費者にとって、健康的な食生活を維持するのが難しい時代になっています。そんな時代だからこそ、作った人の顔がわかる商品というのは安心感を与えます。安全な食品を選ぶ努力が必要な時代なのです。

危険度（リスク）

↓↓↓確実に低下　↓↓おそらく低下　↓低下させる可能性あり
↑↑↑確実に上昇　↑↑おそらく上昇　↑上昇させる可能性あり

	肝臓がん	大腸がん	乳がん	卵巣がん	子宮頸部がん	前立腺がん	甲状腺がん	腎臓がん	ぼうこうがん
	↓	↓↓↓	↓↓	↓	↓	↓	↓	↓	↓↓
			↓↓	↓	↓		↓		↓↓
	↑↑↑	↑↑	↑↑						
		↑↑↑	↑			↑		↑	
		↑							
	↑↑								
		↑			↑↑			↑	↑↑

（世界がん研究基金「栄養とがんについてのまとめ1997年」より）

食べものとがんの関係

	喉頭がん	食道がん	肺がん	胃がん	すい臓がん
野　菜	↓↓	↓↓↓	↓↓↓	↓↓↓	↓↓
果　物	↓↓	↓↓↓	↓↓↓	↓↓↓	↓↓
穀　類(お米、そば、大麦ほか)		↑		↓	
お　茶				↓	
お　酒	↑↑	↑↑↑	↑		
塩　分				↑↑	
肉					↑
卵					
食品汚染					
喫　煙	↑↑	↑↑↑	↑↑↑		↑↑↑

6章

がんにならない
食材選び

主食は、白米よりも玄米を

5章で紹介したアメリカの「デザイナーフーズ・プロジェクト」などに代表されるように、最近はがんを防ぐ食品の研究がさかんです。私たちが毎日食べている食品のなかにも、がんを防ぐ機能を高める成分がいくつも含まれていることが、次々とあきらかになってきています。

6章では、その食材を紹介していきます。知識を頭に入れて、日々の食事でこれらの食材を積極的に摂ってください。

米は「ぬか層」、芽として発育する「胚芽《はいが》」、その栄養分の「胚乳《はいにゅう》」から構成されています。精白米として食べる部分は胚乳で、ほぼ100%がでんぷん質です。しかし、精白米で失われるぬかや胚芽に、抗がん作用のある成分が含まれているのです。米ぬかの食物繊維に大量に含まれるイノシトール6リン酸は、がん細胞の増殖を抑えるだけでなく細胞の分化も誘導し、非がん化することも示されています。

玄米にはこのほかにビタミンB群、ビタミンE、セレンなどのミネラル、食物繊維やリノール酸などが多く含まれています。なかでもビタミンB群は、糖代謝の中心と

米の種類で栄養素はこんなにもちがう！

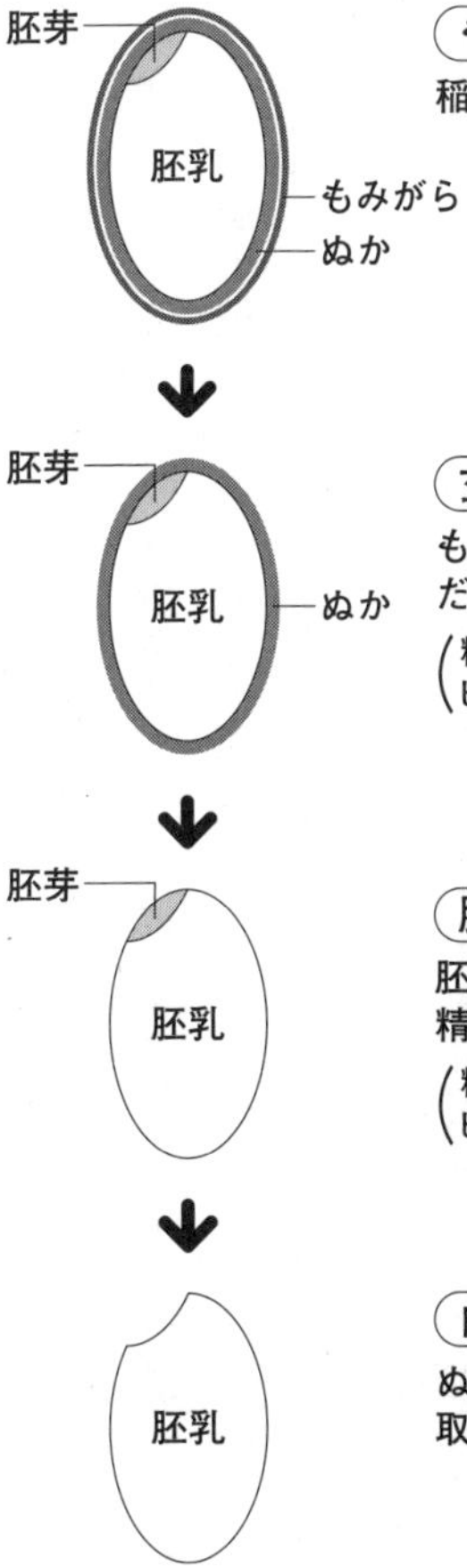

もみ米

稲の穂から取ったもの

玄米

もみ米からもみがら
だけを除いたもの

（精白米に比べ、ビタミンB_1は５倍、
ビタミンＥは７倍、食物繊維は６倍）

胚芽米

胚芽を残して
精米したもの

（精白米に比べ、ビタミンB_1は４倍、
ビタミンＥは５倍、食物繊維は３倍）

白米（精白米）

ぬかと胚芽をすべて
取り除いて精米したもの

なるクエン酸回路がスムーズに働くのを助け、がんの予防につながります。

また、がん細胞を貪食するナチュラルキラー細胞を増殖させるアラビノキシランは、米ぬか由来のヘミセルロースを発酵させて作られます。しかし農薬が胚芽部分に蓄積するため、無農薬米・低農薬米を使用してください。できれば1日1食は主食として摂りたいのですが、週2、3回玄米にするだけでも、がん予防につながります。

玄米は硬かったり、独特のにおいがあるため苦手という人には、多少栄養価は劣りますが、胚芽を残した胚芽米がおすすめです。玄米を発芽させた発芽玄米も活用しましょう。米のほかには、雑穀や豆類をミックスした五穀米《ごこくまい》もおすすめです。雑穀にはビタミンB_1、ビタミンB_2、ミネラルなどが含まれています。

そばも主食として利用してほしい食材です。ビタミンB_1、ビタミンB_2が豊富に含まれているからです。また、毛細血管をじょうぶにするルチンも含まれ、高血圧予防にもよい食材です。

大麦には、精白米の20倍近い食物繊維が含まれています。食物繊維のひとつ、βグルカンはマクロファージを活性化させ、がん細胞の増殖を抑制します。またβグルカンのコレステロール低下作用は、FDA（アメリカ食品医薬品局）も認めています。

小麦も、胚芽や外皮を残した全粒小麦粉のほうが、精製したものよりも、食物繊維や栄養、酵素が多く含まれているのでおすすめです。パンも、精白パンよりは、全粒小麦パンを選びたいものです。

エン麦は、日本ではなじみが薄いですが、オートミールの原料になり、アメリカでは、がん予防によい食品とされています。主食として、たまには、シリアルやオートミールを食べても、食生活に変化があってよいと思います。

玄米、全粒小麦は、がん予防食品、デザイナーフーズの第Ⅱ群、大麦は第Ⅲ群に属しています。

1日1個のイモで、がん予防

米などの穀類の次に重要なのが、イモ類と豆です。順に紹介します。イモ類の特徴は、食物繊維が豊富なところです。これはたんに便秘予防のみでなく、腸内のコレステロールの排出を促進させます。

そして、繊維成分が腸内善玉菌の栄養となり繁殖をうながし、腸内細菌叢の正常化においに役立つのです。イモご飯など工夫して、できるだけ毎日どの種類でもよいので1品、食卓に乗せたい食品です。

●ジャガイモ—毎日食べればがん予防

ジャガイモは、ビタミンCとカリウムが豊富です。主成分はでんぷんで、主食にもなる野菜として世界中で栽培されています。ビタミンCの多さはキウイやスダチと肩を並べ、フランスでは栄養価が高いため「大地のりんご」と呼ばれているほどです。

ジャガイモは、ヨーロッパ人種にとって主食と言ってもよいほど大事な食材です。ゴッホの名画に「馬鈴薯《ばれいしょ》を食べる人々」がありますが、とくに貧しい階層の人たちには、なくてはならない食べものだったのです。

一八四五年から一八五〇年にかけて、ジャガイモ飢饉《ききん》と言われる不作がヨーロッパ全土を襲いました。とくにひどかったのがアイルランドで、100万人が飢えや病気で命を落としました。そして200万人の人たちが、生き延びるため新大陸などに渡っていったのです。そのなかに、ジョン・F・ケネディのご先祖がいたというのは、有名なエピソードです。

話を本題に戻します。ジャガイモを毎日1個食べていると、がんを予防できる。そんな説もあるくらい、ビタミンCには強い抗酸化作用があり、免疫力を高めます。動脈硬化の進行を抑えたり、老化を予防する効果も期待できます。熱に弱いビタミンCも、ジャガイモならでんぷんに保護され、40分蒸しても70％以上も残り、効率よく摂取できます。

カリウムも豊富で、からだのミネラル・バランスを整えます。ミネラル・バランスが崩れると細胞が傷つき、がん化します。カリウムは老化防止に役立ったり、高血圧を改善します。

食物繊維も豊富で、腸内のコレステロール排出を促進し、腸内環境を整える働きも担います。皮の近くには、クロロゲン酸という抗酸化物質が含まれていますので、芽を取って、なるべく皮のまま食べることをおすすめします。旬は春、初夏で、デザイナーフーズの第Ⅲ群に入っています。

●サツマイモ―その優れた三つの効能

秋の味覚の代表的なものにサツマイモがあります。やはりビタミンCが豊富に含まれ、その強い抗酸化作用で活性酸素による酸化を防ぎ、免疫力アップに一役買っています。食物繊維も豊富で、ジャガイモ同様に腸内環境を整える働きをします。また、腸のぜん動運動を促進し、便を柔らかくする成分も含んでいます。ジャガイモ同様にクロロゲン酸を含んでいるので、なるべく皮のまま食べることをおすすめします。

サツマイモは日本人を飢饉から救った食材です。約270年前の江戸時代、第8代将軍・徳川吉宗《よしむね》の頃です。薩摩《さつま》の国から「甘藷《かんしょ》」を取り寄せ、「サツマイモ」と名づけ、関東を中心に全国に広まりました。備荒《びこう》作物のひとつとして、江戸後期に相次いだ大飢饉から庶民を救う大きな役目をはたしました。

●長イモ、里イモ―消化酵素が豊富

長イモには、でんぷんやグリコーゲンを糖に分解する酵素のアミラーゼや、でんぷんを分解する酵素のジアスターゼ、ブドウ糖をグルコースに分解する酵素のグルコシダーゼといった消化酵素が、大根の約3倍も含まれています。消化酵素は、加熱しないほうが活性が高く、長イモをそのまますりおろしたとろろいもは、消化酵素の働きを発揮できる理にかなった食品です。

また漢方では、粘り気のある食べものは免疫力を高めると言われ、長イモ、山イモは漢方薬としても用いられています。糖質をエネルギーに変換する時に働くビタミンB_1、高血圧予防効果のあるカリウムも豊富です。

里イモも、ビタミンB_1とカリウム、マグネシウム、鉄、亜鉛、銅などを含んでいます。独特のぬめりは、マンナン、ムチン、ガラクタンといった食物繊維です。マンナンは便秘、肥満、糖尿病の予防、コレステロールの低下、ムチンは胃粘膜の保護、ガラクタンは便秘予防、血糖値やコレステロールの低下に効果があります。長イモ、里イモの旬は冬です。

大豆と大豆食品にあるイソフラボン

大豆は、デザイナーフーズで、にんにくやキャベツとならび第I群、トップに入っています。大豆は長く日本人の食生活を支えてきました。昔より「畑の肉」とうたわれ、豆腐をはじめとして納豆、もやし、枝豆、みそ、しょうゆ、豆乳、湯葉、油揚げなどに利用されてきました。また、きな粉、大豆油に加工されるなど生活に密着した大切な食品です。

大豆で注目される成分が、大豆イソフラボンです。京都大学名誉教授の家森幸男氏の研究で判明しましたが、イソフラボンはポリフェノールの一種で、乳がんや前立腺がんを抑える働きがあります。イソフラボンは、女性ホルモンであるエストロゲンや男性ホルモンのアンドロゲンと非常によく似た構造をしているのです。乳がん、前立腺がんは、ホルモン依存性のがんと言って、女性ホルモンや男性ホルモンが、がんを育てる方向に働きます。イソフラボンは、その性ホルモンに替わり、がん細胞の受容体に結合することで、がんの進行を抑えるのです。

従来、日本人に乳がんや前立腺がんが少なかったのは、豆類の食文化があったからだと言われていました。家森先生も「1日に豆腐を2丁食べると、約8割の乳がんと前立腺がんは防ぐことができる」と言っています。

また大豆にはサポニン、レシチンという機能成分も含まれています。サポニンは、がん治療に使用する漢方薬にも含まれ、抗酸化作用や免疫力をアップさせる働きがあります。レシチンは、記憶や思考などの脳の働きを支える大切な栄養素です。加えて各種ビタミンやミネラルも豊富で、植物性の特徴を十分に発揮する優れた食材です。

●納豆―世界に誇る健康食品

納豆はゆでた大豆を発酵させた、日本が世界に誇る健康食品です。発酵する過程で、たんぱく質分解酵素であるプロテアーゼ、脂肪を分解するリパーゼ、でんぷんを分解するアミラーゼなど、いくつもの酵素が生み出されるのです。さらには、あのネバネバ成分には、動脈硬化を予防するナットウキナーゼが含まれています。

「マメ（健康）に暮らせますように」と正月のおせち料理にかかせない黒豆、「邪気を追い払う」節分の豆まき。日本人の暮らしには、豆は欠かせない大切な存在です。

もちろん、がん予防でも大切な食材です。納豆を食べたり、豆乳を飲むなどして、1日豆腐1丁程度の量を、ぜひ摂りたいものです。

がん予防食品の主役、野菜を大量に摂る

野菜が体によいことは言うまでもないのですが、がんの発生を防ぐという意味では、枚挙《まいきょ》に暇《いとま》がないほど、さまざまな働きをしてくれます。5章でも述べましたが、済陽式食事療法の根幹は、野菜・果物の大量摂取です。その効果を列記します。

○滋養の補給
○活性酸素を減らす抗酸化作用
○カリウムなどミネラル、ビタミンの補給
○各種の酵素を多く摂れる
○殺菌作用の増強
○便通をよくするなどの整腸作用
○免疫増強作用

などです。とくに細胞のミネラル・バランスを保つカリウム、消化や代謝といった

すべての生命活動に必要な酵素が、生の野菜には豊富です。がんの元凶と言われる、活性酸素の毒を打ち消す抗酸化作用もあり、実績を上げているどの食事療法でも、野菜の摂取をあげています。

世界的な疫学者として知られる国立がんセンターの平山雄《ひらやまたけし》氏は、野菜をよく食べる人は、あまり食べない人に比べて、がんの発生が少ないことを繰り返し報告されています。

アメリカの研究でも、野菜を、がん抑制にもっとも因果関係の深い食品のひとつに挙げており、「がん予防15カ条」では、1日400〜800グラムの摂取をすすめています。

私が執刀した2000例あまりのがん患者さんの聞き取り調査でも、ほとんどの方が、野菜不足でした。では、それぞれの食材の効能を具体的にあげていきましょう。

●キャベツ―がん予防食品のトップランク

［葉菜《ようさい》類・単色野菜／旬は四季それぞれ］　古来ヨーロッパでは、キャベツは、万能薬

の一面を持っていました。デザイナーフーズでは第Ⅰ群、もっとも重要度の高い食材のひとつです。アブラナ科野菜に含まれる特徴的な成分イソチオシアネートには、がん細胞を抑える働きがあります。肝臓の解毒酵素の働きを促進し、発がん物質などの有害物質を無毒化してくれます。

また、キャベジンと呼ばれるビタミンUは、水溶性のビタミン物質で、胃炎や潰瘍の回復に効果があります。ほかにもビタミンC、ビタミンK、葉酸《ようさん》などのビタミン類をはじめ、カリウム、カルシウムなどのミネラル、食物繊維を豊富に含み、代謝の改善に役立ちます。春キャベツなど、それぞれ季節ごとに、旬のキャベツがあるのも頼もしい食材です。

●白菜―カリウムがミネラル・バランスを改善

[葉菜類・単色野菜/旬は冬]　成分の95%は水分ですが、含まれるビタミンCやカリウム、カルシウム、マグネシウム、亜鉛などのミネラルは、免疫力を高める貴重な栄養素です。

とくにカリウムは、細胞内のミネラル・バランスを改善し、がん化しつつある細胞を正常化するのに役立ちます。キャベツ同様アブラナ科野菜なので、イソチオシアネートのがん予防効果、食物繊維も豊富で、大腸がんなどの予防効果も期待できます。鍋料理、煮もの、汁もの、つけものなど多様な食べかたができる食材です。

●セロリ—香り成分が動脈硬化を予防

［葉菜類・淡色野菜／旬は通年］　デザイナーフーズの第Ⅰ群にランクされています。セロリ特有のさっぱりした香りは、アピインやビラジンによるものです。とくにビラジンは、血栓を防いで動脈硬化を予防し、がん予防にも役立ちます。

またカロテンとビタミンCも豊富で、強烈な抗酸化成分としてがんを予防します。生でもさわやかな味わいが楽しめるので、ジュースにも向いています。サラダ、炒めもの、煮もの、スープなど幅広い調理法で楽しめます。

●カリフラワー――有害物質を解毒

［葉菜類・淡色野菜／旬は晩秋から冬］　カリフラワーは、キャベツの親戚です。ビタミンCが豊富に含まれ、100グラムで1日の必要摂取量が摂れます。カリフラワーに含まれるビタミンCは、加熱によって失われる量が少ないため、ビタミンの補給源にぴったりの食材です。

またアブラナ科に特有のグルコシノレートという成分が含まれ、有害物質の解毒作用を強化、がんが発症しにくくなるという結果をもたらします。最近はさまざまな色のカリフラワーが出回っていますが、色合いによって多少の栄養素の差があります。

●ほうれん草――カロテンが活性酸素を除去

［葉菜類・緑黄色野菜／旬は冬］　緑黄色野菜は、がん予防の代表選手です。なかでも、ほうれん草の栄養価の高さは群を抜いています。ほうれん草に含まれるカロテンは、抗酸化作用があり、正常な細胞をがん化させる活性酸素を除去します。

また、食物繊維も豊富で、腸内の老廃物や発がん物質を吸着して排泄、大腸がんの予防に貢献しています。造血作用のある鉄、マンガンなどのミネラル、ビタミンB_1、ビタミンB_2、葉酸も豊富に含んでいます。アクの成分となるシュウ酸を多く含んでいるので、塩をひとつまみ入れ、短時間でゆでてアク抜きをしてください。

●小松菜―がんと動脈硬化予防に

［葉菜類・緑黄色野菜／旬は冬］　ほうれん草とならび、緑黄色野菜の代表的な存在。強い抗酸化作用のあるカロテンとビタミンCを豊富に含み、がん予防、動脈硬化予防が期待できます。抗がん作用のあるグルコシノレート、グルタチオンを豊富に含んでいます。ほうれん草に比べ、シュウ酸やアクが少なく、そのまま食べられるので、ジュースの材料にも適しています。

●菜の花―春を代表するがん予防野菜

［葉菜類・緑黄色野菜／旬は春］　菜の花は、春を代表するがん予防野菜です。カロテン、カルシウム、カリウム、ビタミンCを含み、ミネラルとビタミンがバランスよく

摂れます。カロテン、ビタミンCには強力な抗酸化作用があり、がん予防、動脈硬化予防、老化予防に活躍してくれます。生でも食べられますので、ジュースとして摂るのもいいでしょう。

●青じそ―カロテン含有量がもっとも多い

［葉菜類・緑黄色野菜／旬は夏、秋］　しそは、葉が緑色の「青じそ」と、紫がかった「赤じそ」の二種類に分類されます。青じそは大葉《おおば》としても知られ、カロテンの含有量が野菜のなかではトップクラスです。

カロテンには、がん予防に重要な働きをする抗酸化作用があります。同じ抗酸化物質のシソニンは、ビタミンC、ビタミンEも含まれ活性酸素を抑えたり、免疫力の強化に働きます。

また α《アルファ》リノレン酸は、体内でエイコサペンタエン酸（EPA）に変化し、免疫を正常化させます。赤じそも、カロテンの含有量が青じそより少ないこと以外、栄養価は変わりません。薬味などに使い、食べる回数を増やす努力をしましょう。

●トマト—熟すと医者が青くなる

[果菜類《かさい》・緑黄色野菜／旬は夏]　デザイナーフーズでは第Ⅱ群に属しています。イギリスには、「トマトが熟すと医者が青くなる」ということわざがあります。アメリカ国立がん研究所とハーバード大学の共同研究によると、トマトを週に10個食べるグループは、食べないグループに比して前立腺がんが55％減少したとの報告があります。

トマトを日常的に食べる南イタリアでは、大腸がんなど消化器系のがんが少ないことで知られています。これは、トマトの色素成分リコピンの力です。細胞の老化や発がんを防いでくれます。含まれるカロテンやビタミンCにも、抗酸化作用がありま す。リコピンは、熱に強く油に溶けると吸収率がよくなるので、加熱料理に適していま す。トマトジュースを飲むなど、毎日の摂取をおすすめします。

●かぼちゃ—肺がん、皮膚がんに効果

[果菜類・緑黄色野菜／旬は夏]　かぼちゃの黄色い色素成分カロテンは、体内で必要な分だけがビタミンAに変わります。このビタミンAは、抗がん作用があり、とくに

肺がん、皮膚がん、食道がんに効果があると言われています。

ほかにミネラルのセレンやフェノールもがん予防成分です。皮の部分に豊富に含まれるので、皮つきで食べてほしい食材です。旬は夏ですが、長期保存ができるので、冬でも摂取できる貴重な食材です。

●ブロッコリー——芽に強烈な抗がん作用

［発芽野菜・緑黄色野菜／旬は冬］　デザイナーフーズの第Ⅱ群に属しています。がん予防成分の筆頭は、イソチオシアネートの一種、スルフォラファンという成分です。

がんの発生予防とがん化抑制に効果があります。解毒酵素の働きを活性化し、がんを防ぐのです。活性酸素の害を防ぐ抗酸化作用にも優れています。また、カロテンや各種ビタミン、酵素、葉緑素などを豊富に含み、二重三重にがんや老化を防ぎます。

効果的な食べかたは、よく嚙《か》んで食べること。スルフォラファンは、細胞が壊れる時に生成されるからです。水溶性のビタミンの流出を防ぐためにも、短時間でさっとゆでてください。またブロッコリーの芽は、成熟したブロッコリーより、30～50倍も発がん物質を解毒する酵素の活性が強いことがわかっています。この芽をサラダなどで摂るのもおすすめです。

●大根―消化酵素の王様

[根菜《こんさい》類・淡色野菜/旬は夏、秋冬]　大根の辛味《からみ》成分であるイソチオシアネートは、殺菌作用のほか、強力な抗酸化物質として、がん予防や血栓形成防止に有効です。

白血球を活性化して、発がん物質を無毒化してくれます。有名なのは、ジアスターゼという機能成分。でんぷんの分解酵素アミラーゼを含む消化酵素の総称で、たんぱく質や脂質、核酸などを加水分解する酵素も含まれていることが解明されています。消化酵素の王様と言ってもよいほどです。

また、発がん性がある魚の焼けこげを解毒するオキシターゼ酵素も、豊富にあります。イソチオシアネートは、細胞が壊れる時に生成されるので、つまのように小さくきざんだり、おろすという調理法で効率よく摂取できます。刺身のつま、焼き魚の大根おろし、すべて立派に理由があるのです。毎日摂るように習慣づけましょう。

●かぶ―根より葉に栄養素が多い

［根菜類・淡色野菜／旬は春、秋冬］　かぶでみなさんが食べるのは根の部分ですね。根の大部分は水分ですが、抗がん成分のイソチオシアネートを含んでいます。でんぷんの消化酵素、アミラーゼをはじめ、さまざまな消化酵素を持ち、消化促進や整腸効果を発揮します。

しかし、かぶは根の部分より葉の部分が、はるかに栄養価が高いのです。葉は、緑黄色野菜で、抗酸化作用のあるカロテンやビタミンC、鉄やカルシウム、カリウム、有害物質を体外に排出させるのに役立つ食物繊維など、がん予防に必須の機能成分を豊富に含んでいます。かぶは、根と葉の両方を食べてください。葉は軽く塩でゆで、炒めものにしたり、みそ汁の具にするなど活用しましょう。

●にんじん―抗酸化力が強い緑黄色野菜の代表格

［根菜類・緑黄色野菜／旬は春から初夏、初冬］　デザイナーフーズの第Ⅰ群、緑黄色野菜の代表格です。強い抗酸化作用を持つカロテンの名はにんじんの「キャロット」

が由来になっているほどです。カロテンは、細胞のがん化を抑えます。

また、免疫作用の中心的役割をはたすマクロファージの攻撃能力を高めます。カリウムやカルシウムも豊富で、ビタミンCや食物繊維も含まれています。食事療法においては、にんじんの持つ意味は大きく、積極的に摂取したい野菜であり、野菜ジュースには最適です。にんじんの栄養素は、皮に近い部分に多いので、皮はむかずに食べるようにしましょう。

●ごぼう──豊富な食物繊維

［根菜類・淡色野菜／旬は春、冬］　ごぼうで特徴的なのは、セルロースやリグニンといった豊富な食物繊維です。水溶性と不溶性の両方の食物繊維を持ち、腸に適度な刺激を与え、便秘を解消し、コレステロールや一部の有害物質を吸着して体外に排出してくれます。腸内環境が整えられ、大腸がんや直腸がんの予防につながります。

リグニンじたいにも抗菌作用があり、がん全体の発生を抑えることもあきらかになっています。また、ごぼうに含まれている抗酸化物質のクロロゲン酸や、香り成分のモッコラクトンも、がん予防に働く成分です。うま味や香りは、皮の部分に多く含まれていますので、タワシなどでよく洗い、皮つきのまま食べてください。炒めたり、サラダで摂るとよいでしょう。

●たまねぎ―発がん物質を排出する催涙《さいるい》成分
[茎葉《けいよう》類・淡色野菜/旬は春]デザイナーフーズの第Ⅱ群に属しています。たまねぎを食べると、健康で病気知らずになれると言います。

これは、硫化《りゅうか》アリルの働きによるもので、硫化アリルの代表的存在が、アリインです。きざむと独特のにおいを発し、目をツンと刺激しますが、これはアリインが、細胞が破壊される時に、酵素の働きでイオウ化合物アリシンという催涙成分に変化するからです。このアリシンには、コレステロールを下げたり、血小板凝集《けっしょうばんぎょうしゅう》を抑制するなどの効果があります。

また、発がん物質を排出させる解毒作用もうながします。含まれているポリフェノールの一種、ケルセチンは、腫瘍の発生やがん細胞の成長を抑制するなど、高い抗がん作用が認められています。とくに紫外線から皮膚を守るのに役立ち、皮膚がん予防に期待されています。熱に強いので、煮込んだり炒めたりすると、摂取しやすくなります。生で食べるなら、新たまねぎ、赤たまねぎがおすすめです。

●にんにく―がん予防食品の堂々1位!

［根菜類・淡色野菜／旬は春から初夏］　デザイナーフーズでは第Ⅰ群の最上位、もっとも重要度が高いとされる食品です。にんにくに含まれるにおい成分で、イオウ化合物のアリシンは、クエン酸回路を賦活させて、莫大なエネルギーを発生させるため、疲労回復や免疫力アップに効果を発揮します。

また、血栓形成防止や脂肪の代謝を改善し、中性脂肪や悪玉のＬＤＬコレステロールを減らします。カリウムやビタミンB_1、ビタミンB_6も含まれ、ミネラル・バランスや代謝を改善します。

アメリカと中国・山東省《さんとう》との共同調査やイタリアの調査などでも、にんにくの抗がん作用は証明されています。ゲルソン療法で有名な食事療法の先駆者、マックス・ゲルソン博士は、にんにくをよく食べる南イタリア、ギリシャ、旧ユーゴスラビアで、がん発生率が低いことを50年以上前に発表しています。料理の際には、どんなかたちでも使いたい食材です。

●なす——濃い色素が活性酸素をブロック

[果菜類・なす科野菜／旬は夏] デザイナーフーズの第Ⅱ群にランクされています。なすなど夏野菜の濃い色は、活性酸素の害から身を守る、植物の防御システムです。そのおもなものが、アントシアニン、フラボノイド、カロテノイドなどの色素です。

なすの紫色も、デルフィニジンというアントシアニンの一種です。デルフィニジンは、活性酸素を除去する非常に強い抗酸化作用があり、がん発生を促進する発がんプロモーターの作用を抑制します。熱に強いデルフィニジンは、加熱調理にも向きます。きれいに洗い、皮ごと食べることをおすすめします。

●ピーマン―がん予防のエースが勢ぞろい

［果菜類・なす科野菜／旬は夏］　デザイナーフーズの第Ⅱ群にランクされています。カロテン（ビタミンA）、ビタミンC、ビタミンEが豊富に含まれています。これらは、がん予防のエース（A・C・E）と呼ばれ、がんや生活習慣病、老化を予防します。

　ピーマンのビタミンCは、加熱しても失われにくく、油と一緒に摂るとビタミンAの吸収率も高まります。収穫の時期により緑、赤の種類がありますが、完熟の赤ピーマンのビタミンCは緑ピーマンの2～3倍、レモンの2倍近くあります。パプリカと呼ばれるものも、ピーマンの一種です。炒めもの、サラダなどで摂りたい食材です。

●らっきょう―肺がん、皮膚がんに有効

［根菜類・ユリ科の野菜／旬は梅雨］　らっきょうは漢方でも生薬《しょうやく》として、その薬効は昔から認められています。それは、独自のサポニンとイソリクイリチゲニンというカルコン成分を含んでいるからです。イソリクイリチゲニンは、大腸がんの前がん病

変に有効です。

さらにらっきょうは、肺がんや皮膚がんにも有効との実験データも発表されています。におい成分のイオウ化合物の硫化アリルは抗菌作用があります。このようにからだによい成分がらっきょうには豊富です。ただ、からだに強く働く成分もあり、食べすぎは逆によくありません。1日、中くらいのもの4、5個をメドに摂りましょう。

●ねぎ—がんを攻撃する細胞を活性化

[葉菜類・ねぎ科の野菜/旬は冬] たまねぎと同様に豊富な硫化アリルを含みます。そのなかのアリシンは、体内の糖質のエネルギー代謝を効率化し、がん予防に役立ちます。

また硫化アリルには、体内のがん細胞など異物を攻撃するナチュラルキラー細胞を活性化する作用もあり、がん予防に力を発揮します。抗酸化作用の強いビタミンC、カロテンも多く含まれています。生のまま刻んで汁もの、納豆、冷奴《ひややつこ》の薬味にするほか、煮ものや炒めものにも利用できます。

●しょうが─人気急上昇中の健康食品

［根菜類・しょうが科の野菜／旬は通年］　デザイナーフーズで第Ⅰ群にランク。しょうがの抗炎症作用は、発がんプロセスにおいて合成される物質の発生を妨げ、発がんを阻害します。また、強い抗酸化作用があり、活性酸素によって引き起こされるがん化を抑制します。

その健康効果が最近注目され、愛好家のために「ジンジャラー」という言葉が生まれるほど、人気があります。薄切りにしてハチミツをつけて食べたり、すりおろしてジュースや紅茶、汁ものに加えて飲むなどして、摂りましょう。

●そのほかの野菜

人気の中国野菜のチンゲンサイも、抗酸化成分が豊富ですし、つけあわせのイメージが強いパセリにも、がん予防のエース（ビタミンA、ビタミンC、ビタミンE）が豊富に含まれています。

アシタバにはカルコン、クマリンといった抗酸化物質、ニラにはアリシンが含まれています。このアリシンは前にも紹介しました、たまねぎ、にんにく、ねぎ、らっきょうなどアリウム属に含まれる香り成分です。イオウ化合物独特の臭いがし、白血球やリンパ球を増やす作用が強く、免疫活性にもってこいの食材です。

アスパラガスには、アスパラギン酸とそれぞれ特長をあげだすときりがありません。春菊、きゅうり、レタス、ゴーヤなども同様です。旬の時期、流通に乗る時期を見ながら、1年をとおして効果的に野菜を摂取してください。

三大生活習慣病すべてを防止するキノコ

私たちの体内には、がん細胞が発生すると、これを攻撃する免疫という機能が備わっています。キノコには、人体のこの免疫機能を活性化させる働き、免疫賦活作用があり、がん予防にはたいへん効果的です。キノコには、βグルカンと呼ばれる免疫力を高める成分が含まれています。βグルカンは、腸のリンパ組織であるパイエル板を刺激し、免疫細胞のマクロファージやリンパ球を増殖させます。

さらに、がんを引き起こす活性酸素の働きを抑える抗酸化作用も強力です。活性酸素は、生活習慣病を引き起こしますから、その予防にもなります。また、心臓病や脳卒中を防ぐのにも有効とよいことだらけです。

さらに、キノコに豊富に含まれる食物繊維には、コレステロール値を下げる効果もあることがわかってきています。キノコは、三大生活習慣病のいずれの防止にも効果のある、とても貴重な食べものです。積極的に摂りたい食材です。

●シイタケ―その成分が治療薬にも

シイタケのがん抑制効果はよく知られています。シイタケのレンチナンという有効成分は、実際に治療薬としても用いられています。また、エリタデニンという物質の働きで、血圧やコレステロールが低下することもわかっています。

おすすめはシイタケエキス。大きめの干しシイタケ1枚（小さいものなら2、3枚）をよく洗い、コップ1杯の水に漬け、冷蔵庫に一晩置いて翌朝飲むのです。エリタデニンは水に溶けやすいため、そのほとんどが戻し汁に溶け出します。そして残った干しシイタケは、みそ汁の具などに利用すれば一石二鳥です。

●マイタケ―乳がん、子宮がんなどに効果

以前は、幻のキノコと言われましたが、最近は人工栽培ができるようになり、手に入りやすくなりました。このマイタケはマウス実験で、キノコ類のなかで、もっとも強い抗がん作用があることが証明されています。

βグルカンには抗腫瘍作用がありますが、マイタケにあるβグルカンの一種、MDフラクションと呼ばれる物質は、ほかのβグルカンより抗腫瘍作用が強烈だったのです。白血球など免疫細胞の働きを高め、抗がん作用を発揮して、乳がん、子宮がん、前立腺がん、肺がんなどに一定の効果があります。炒めたり、鍋ものに入れておいしくいただきたいものです。

●エノキダケ―栽培農家はがん危険度が半分以下！

エノキダケに含まれる糖たんぱく成分に、がん予防効果があると注目されています。エノキダケを週3日以上食べている長野県の栽培農家では、がん死亡危険度が、平均の半分以下という調査もあります。

エノキダケの有効成分を効率よく摂るには、茶碗蒸し、鍋もの、吸いものなどで摂るのがおすすめです。とくに茶碗蒸しは、その栄養素をもっとも効率よく摂れる食べかたです。

●シメジ―免疫力アップと抗酸化作用

四季をとおして買うことができ、学名「ブナシメジ」として呼ばれるのが、シメジです。シメジには、免疫力を高めるだけでなく、過酸化脂質の生成を抑制する抗酸化作用があることがわかっています。シメジの有効成分は熱にも強いため、煮ても焼いても壊れることはありません。

ポイントは、よく噛んで食べることです。唾液中のα－アミラーゼという酵素と混じりあい、効果がより高まります。みそ汁の具などに利用してください。安価で美味、扱いやすいと三拍子そろっています。

●ナメコ—ぬるぬる成分にがん予防効果

ナメコは、食用キノコのなかでも、たんぱく質と食物繊維を豊富に含む優れた食品です。あのぬるぬるした粘液は、薬効成分に富んでおり、その粘液にがん予防効果があることが、実験などでわかってきています。ナメコの有効成分を上手に摂るには、みそ汁やスープにするなど、ぬるぬるした粘液を汁ごと食べることが大事です。

ここで紹介したキノコにかぎりませんが、キノコは一度に大量に食べるのではなく、適量を継続して食べることが、かんじんです。日々、種類を替えながら摂っていくことが、大事なのです。

野菜の次に重要な果物

すでに述べたとおり、果物には、ビタミンCやポリフェノールなど抗酸化物質のファイトケミカルが豊富です。数多い果物のなかで、私がおすすめするものを列記してみたいと思います。

●りんご―医者いらずの栄養価

私がレモンとともに、たどりついたもっとも大切な食材です。欧米では、昔から、「りんごとにんじん、医者いらず」と言われるほど、栄養価の高い果物です。りんごの実の部分にはケルセチン、皮にはアントシアニンなど豊富なポリフェノールが含まれています。どちらも抗酸化作用が高く、がん予防に役立ちます。

また、ペクチンと言われる水溶性の食物繊維が、腸内の腐敗菌の増殖を抑え、腸内環境を整えます。そのため、消化管系がん予防におすすめです。富山医科薬科大学の田澤賢次《たざわけんじ》教授によれば、りんごのペクチンは、腸内のpHを酸性化させ、善玉菌の乳酸菌やビフィズス菌の繁殖をうながし、ウェルシュ菌などの悪玉菌を減らします。

そのため発がん物質、ニトロソアミンの発生が抑えられ、大腸がんの予防が期待できるのです。

りんごからは、タンニンやエビカテキンなど10種類近いポリフェノール成分が検出されていますが、その多くは果皮部分にあります。きれいに洗い、皮ごと食べるようにしましょう。

●レモン―長寿者に多い愛好家

３章でもすこし紹介しましたが、元気で活躍されている方に、レモン愛好家が多いですね。レモンに含まれるビタミンＣやクエン酸に、疲労回復や免疫力を高める作用があるのは、よく知られています。クエン酸は、エネルギー代謝を行なうクエン酸回路を順調に機能させて、効率よくエネルギーを作るのに欠かせない成分です。

これがうまくいかないと、がん発生につながることは２章で説明しました。皮に多く含まれるレモンの黄色い色素、エリオシトリン（レモンポリフェノール）には、強烈な抗酸化作用があります。活性酸素を除去したり、過酸化脂質の生成を抑制する働きをします。目安として、１日２個のレモンは摂りたいものです。野菜ジュースに混ぜたり、ハチミツレモンにして飲んだり、レモンスライスのハチミツ漬けなどにしても食べやすいでしょう。

レモンの果皮は、果汁に含まれる約10倍のエリオシトリンを含有しています。ほかのポリフェノール成分もできるだけ摂りたいので、果皮も摂れるように国産の無農薬、もしくは低農薬のものを食べるようにしてください。

ほかの柑橘《かんきつ》類についても触れておきます。柑橘類は、果物のなかでも、がんを予防する疫学的研究が多く、がん予防食品として大きく期待されています。

グレープフルーツには、豊富なビタミンCが含まれ、クエン酸はがん予防につながります。

みかんは、カロテノイドとビタミンCの宝庫です。最近、温州《うんしゅう》みかんに含まれるクリプトキサンチンという抗酸化物質が、注目されています。動物実験でがんの予防効果が証明されています。

オレンジは、ビタミンCを豊富に含みますし、カロテンや体内のミネラル・バランスを整えるカリウムのほか、カルシウム、リン、マグネシウムなどを含んでいます。

夏みかんの強い酸味は、クエン酸によるもので、がん予防に作用します。

独特の香りと酸味で日本料理の薬味として愛されるゆずも、クエン酸、コハク酸、リンゴ酸などのほか、ビタミンC、ビタミンEを豊富に含み、がんを予防します。

いずれの柑橘類も疲労回復や高血圧の改善など、生活習慣病の予防に効果があります。ジュースやおやつ、デザート、薬味など、さまざまに活用したい食材です。

●すいか―腎臓にやさしい利尿作用

すいかは、夏の果物の代名詞ですね。カロテンとカリウムを豊富に含んでいます。シトルリンという利尿成分も含まれ、カリウムと一緒に作用して、腎臓の働きを助けます。高血圧の改善、がん予防に役立ちます。

メロンも、抗酸化作用の高いカロテンとビタミンCを豊富に含んでいます。桃は、果肉が白い白桃、黄色い黄桃、紅色のものもあります。白桃にはポリフェノールの一種・フラボノイド、黄桃にはカロテン、紅色のものはアントシアニンがそれぞれ多く含まれています。どれも強い抗酸化作用があり、がん、動脈硬化、老化の予防に役立ちます。

●プルーン―もっとも抗酸化作用が高い

アメリカ農務省、タフツ大学老化研究センターの研究で、プルーンはさまざまな野菜、果物、豆類のなかで、もっとも抗酸化作用が高いと証明されています。英語で「ミネラルフルーツ」と呼ばれているほどです。

抗酸化作用が高い果物

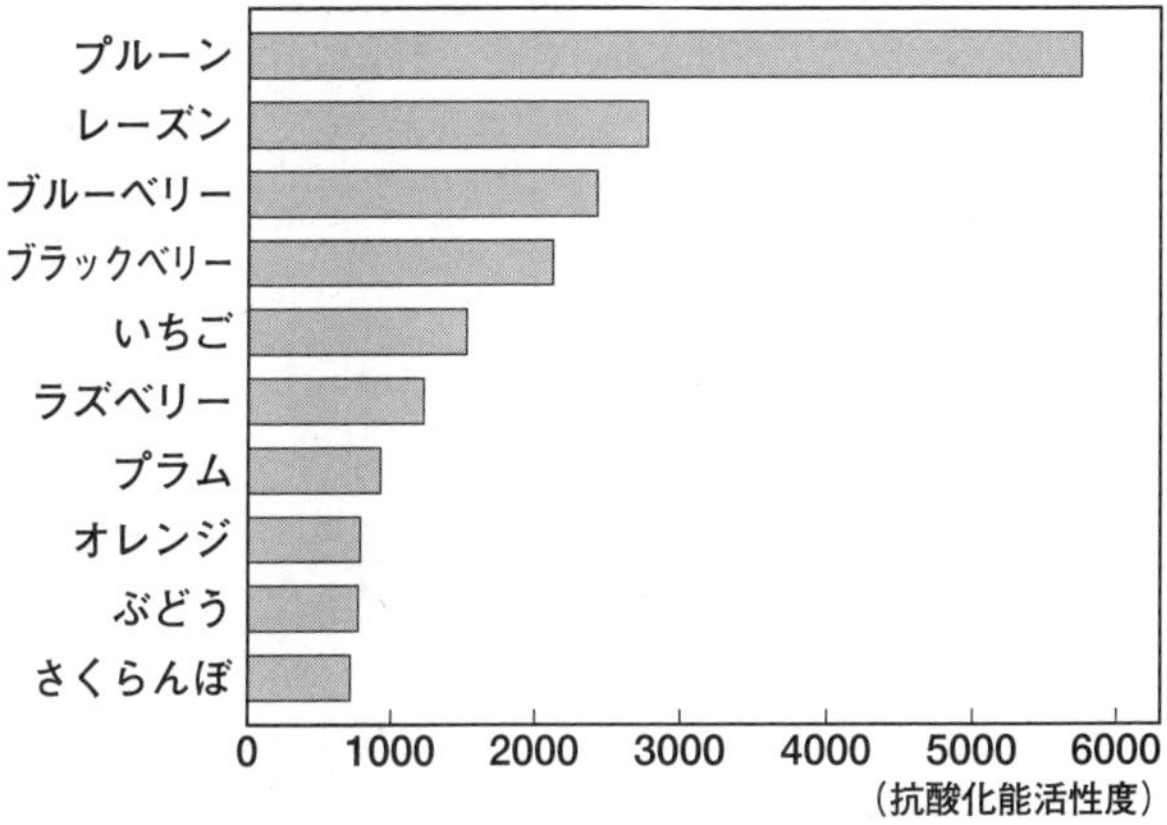

（「Agricultural Research／1999」より）

独特の紅色は、アントシアニンによるもので、甲状腺がんによいとされています。未知の抗酸化物質も含まれていることがわかってきています。

生のまま食べてもよいのですが、果汁や果肉を凝縮してペースト状にしたり、乾燥させると、栄養素が豊富になります。凝縮したエキスを毎日大さじ1、2杯摂ると、がん予防に効果的です。

なし、洋なしも腸内環境を整えます。とくに洋なしはカリウムを豊富に含み、高血圧とがん両方の予防が期待できます。

●ブルーベリー—活性酸素を無害化する

最近、人気が出てきた果物にブルーベリーがあります。青紫の色素アントシアニンを豊富に含んでいます。目によい果物として有名ですが、強力な抗酸化作用があり、活性酸素を無害化して、がんや動脈硬化、老化を防止します。

ぶどうも、人気があります。やはりアントシアニンが含まれ、ブルーベリーと同様の働きをします。赤いぶどうや赤ワインに含まれるレスベラトロールという成分は、発がんを抑えると言われています。

いちごも、重要な果物です。食物繊維のペクチンを比較的多く含み、腸内環境を整え、便秘の改善や大腸がんの予防に期待できます。もちろん、ビタミンCの宝庫ですから、免疫力を高め、老化予防にもおすすめです。中くらいのイチゴ5、6個で、1日に必要なビタミンCを摂取できます。

それぞれ、出回る旬の時期には、デザートなどで食べる習慣を身につけてください。

●柿―大腸がん予防に効果

柿は、カロテンが豊富で、クリプトキサンチンも含まれています。水溶性の食物繊維ペクチンも多く、大腸がん予防の働きが期待できます。

いちじくも、カリウム、ペクチンが豊富で、ミネラル・バランスを整え、大腸がんを予防します。

南国の果物にも、多くの抗がん作用があります。キウイはビタミンC、カリウム、食物繊維を豊富に含んでいますし、パイナップルの酸味成分は、クエン酸です。マンゴーも、抗酸化作用の強いカロテンが豊富です。免疫力を高めたり、疲労回復、がん予防と多岐にわたり働きます。

果物の効能を覚えていると、食べる時の楽しみにつながりますね。

縄文時代からの伝統食、海藻

日本は、四方を海に囲まれた海産国です。縄文遺跡にも海藻は見られます。縄文の昔から、私たちの先祖は、その恩恵に浴してきたわけです。海藻類に多く含まれるミネラルは、からだの成長や代謝に欠かせない栄養素です。昔より風土病から日本人を守ってきました。近年では、海藻類の多糖体《たとうたい》にがんの予防効果があることがわかり、見直されています。

●コンブ—ぬるぬる成分が、がんを死滅させる

コンブは、海藻の代表格です。カリウムやカルシウム、ヨード、鉄などのミネラルが豊富です。なかでもヨードは、生活習慣病予防に重要な栄養素です。ヨードはヨウ素とも呼ばれ、甲状腺に集まり、基礎代謝をさかんにする甲状腺ホルモンの材料になります。ヨードは、がんの治療食として評価されていますが、甲状腺の病気にかかっている方は、摂りすぎは禁物です。

あの、ぬるぬる成分・食物繊維のフコイダンは、血液中の免疫賦活作用のあるインターフェロンなどを増やし、がん予防に注目されています。しかも、がん細胞にプログラミングされている、がん自らが死滅する働き（アポトーシス）のスイッチを入れる作用もあるとされています。コンブが含む豊富な食物繊維は、コレステロールやナ

トリウムなどを吸着し、体外に排泄させます。これも、がん予防につながります。

これらの栄養素が凝縮しているところは、根コンブです。根コンブ水としてエキスを飲むなど、積極的に利用したいものです。ちなみに私は、毎朝、小さく切った根コンブを緑茶に入れて飲み、数十分して今度は、柔らかくなった根コンブを口に入れて出勤するのが習慣になっています。

1章で沖縄の食の乱れを書きましたが、伝統的な沖縄食は長寿のシンボルでした。豊富な緑黄色野菜の摂取、塩分摂取の少なさ、低脂肪の豚肉や大豆料理の多さ、黒砂糖の使用など、いくつか理由がありますが、私は、コンブをはじめとする海藻類の多量摂取も大きな理由のひとつと考えています。みそ汁やスープ、サラダなどに入れて意識して毎日摂りたいものです。

●わかめ──腸内環境を整える

わかめもコンブ同様、各種ミネラル、ビタミン、食物繊維が豊富です。メカブは、わかめの根元上部にある生殖機能部分で、食物繊維や各種ミネラルを葉の数倍含んでいます。

あおさは、鮮やかな緑が特徴的な海藻の一種です。がん予防効果で知られるフコキサンチンを含むひじき、寒天、のりなど、どの海藻もみな腸内環境を整えたり、がん抑制効果があります。海藻を摂る食習慣をぜひ、身につけてほしいと思います。

魚は、赤身よりも白身や青背《あおせ》魚を選ぶ

人間にとって、動物性たんぱく質は、とても大事な栄養素です。しかし、マグロやかつおなど赤身魚は、ミオグロビンという酸化しやすい成分が含まれているので、あまりすすめられません。それでも、旬の初がつおが食べたい、トロが食べたいという方もいるでしょう。どうしても食べたい方は、赤身魚は週2回程度にしてください。

●鮭――「薬食い」と呼ばれるほど強い抗酸化力

3章で「縄文食」の話をしましたが、鮭は、縄文人の大事な動物性たんぱく源でした。歴史的にも奈良、平安、鎌倉、江戸と、鮭を朝廷に献上している記録が残されて

います。縄文時代からずっと、日本人を支えてきた大切な食材なのです。

鮭は、たんぱく質が22％と多く、低脂肪高たんぱくの優秀な食品です。アミノ酸組成もバランスが取れていて、そのほか「ハラス」や「いくら」には、DHA（ドコサヘキサエン酸）やEPA（エイコサペンタエン酸）などの不飽和脂肪酸、ビタミン、ミネラルも豊富です。鮭はその身は赤色をしていますが、れっきとした白身魚です。

じつはこの赤い色素、アスタキサンチン（カロテノイド系の天然色素でエビ、カニの色素も同様）が大事で、抗酸化活性がとても高いのです。脂溶性抗酸化物質のなかでは、いちばん抗酸化力が強く、免疫機能を高めて、がんを抑制する働きがあることがあきらかになっています。アスタキサンチンは、免疫細胞のなかでも、とくにリンパ球のT細胞の働きを強めることがわかっています。

鮭は、身も皮も中骨も卵巣も背腸《せわた》もすべてが、栄養バランスに優れています。古くは「薬食い」と言われていたのが、よくわかります。がん予防という点では、鮭のほか、かれい、たら、ひらめなどの白身魚で動物性たんぱく質を摂りたいものです。

●青背魚―がん、血管障害に予防効果

あじ、いわし、さんまなどの青背の魚には、鮭と同様に不飽和脂肪酸のＤＨＡとＥＰＡが多く含まれています。ＤＨＡは、がんだけでなく、脳卒中などの生活習慣病の改善にも役立つことで知られています。

以前は、魚の脂肪と牛や豚の脂肪は同じ動物性脂肪と考えられ、なるべく摂らないほうがよいと言われていました。しかし、グリーンランドのイヌイットに昔から脳梗塞、心筋梗塞、がんが少ないことから研究したところ、イヌイットが食べていたアザラシや魚の脂肪に包まれていたＤＨＡが、がん、心筋梗塞、脳梗塞を防ぐことがわかったのです。マウスを使った実験でも、乳がんや大腸がんの予防効果が判明しています。ＤＨＡを多く摂っている人は、がんになりにくいという調査結果もあります。

ＥＰＡも、同様な働きをすることがわかっています。青背魚の脂肪は、酸化しやすいので、新鮮なものを摂ることが大事です。グリルなどで焼くと、せっかくの脂肪が落ちてしまいます。刺身などで食べると、効率よくこの脂肪が摂れます。

動物性たんぱく質・脂肪の摂取は、白身魚、青背魚などを活用しましょう。

●カキ──「海のミルク」と呼ばれる栄養の宝庫

シジミやアサリ、ハマグリ、カキ、サザエなどの貝類は、グリコーゲンやアミノ酸のタウリン、亜鉛や鉄分などの各種ビタミンが豊富に含まれている、貴重なたんぱく源です。とくに、カキは「海のミルク」とも称されるくらい、栄養の宝庫です。

カキなどの貝類のおいしさの源であるグリコーゲンは、パワーの源であり、生物の代謝の根幹をなすクエン酸回路での細胞呼吸やエネルギー発生に、大きな役割を持っています。生命維持に不可欠な物質です。

タウリンは、アミノ酸の一種で、血圧の正常化、総コレステロールの低下、善玉のHDLコレステロールを増加させる作用があります。強心剤の一種で、血液の流れをよくするので、肝臓の代謝も改善されます。タコ、イカなどの軟体動物、エビ、カニなどの甲殻《こうかく》類、ほかの貝類にも多く含まれますが、やはりカキが代表格です。

またカキには、亜鉛が豊富に含まれています。健康や生命を維持するのにはさまざまな栄養素が必要ですが、なかでも重要な役割をはたしているのが亜鉛です。最近、亜鉛不足によるものと思われる病気や症状が増加しています。

亜鉛不足になると、遺伝子が傷つきやすくなったり、DNAの組み換えミスが起こりやすくなると言われています。これが、発がんにつながるわけです。カキをはじめ、貝類、タコ、イカ、エビ、カニなどは定期的に食卓に乗せてほしい食材です。

肉は、牛や豚ではなく鶏《とり》を選ぶ

がん患者向けの済陽式食事療法では、四足歩行動物の動物性食品の摂取は禁止しています。そのかわり、動物性たんぱく質は、鶏肉か魚介類から摂ってください、と言っています。なぜなら鶏肉は、高たんぱく・低カロリーの食材だからです。

含まれる栄養素も、たんぱく質のほか、抗酸化物質のビタミンAや代謝を正常化するビタミンB_1、血中の悪玉コレステロールを減らし善玉コレステロールを増やすナイアシンなど、がんに有効な成分が多く含まれています。脂肪の少ない、ささみや胸肉がおすすめです。

ただ、これはどの食材も同じですが、育った環境が大きく影響します。ブロイラーのように狭いケージで大量に飼育されたニワトリは、病気にかかりやすいため、エサに抗生物質を混ぜていることが多いのです。こんな食材が、からだによいわけはありません。なるべく、放し飼いにされた自然に近い状態で育ったニワトリの肉を食べてください。

●卵──完全食品だが1日1個に

卵は、たんぱく質、脂質、カルシウム、鉄分、リンなど各種のミネラル、ビタミンを含んでいます。ビタミンC以外の重要な栄養素をすべて含むため、「完全食品」と見なされています。

主食に野菜、果物、それに卵と牛乳を加える「オボ・ラクト・ヴェジタリアン」(卵と乳製品は食べる菜食主義)の人たちからは、健康食品の典型とされています。卵には、必須アミノ酸9種類がすべて含まれており、量のバランスも完璧です。

卵黄には、コレステロールや鉄分、ビタミンB群のほか、ビタミンA(レチノール)が豊富に含まれ、皮膚・粘液の代謝や免疫力の向上に役立ちます。また、卵黄に含まれるコリンは、脳を活性化する脂質で、脳の老化予防に有効と言われています。

卵白のたんぱく質には、殺菌力と抗酸化作用が備わっています。この卵白のたんぱく質を構成するアルブミンには、シスチンやヒスチジンといった抗酸化アミノ酸が含まれており、リノール酸の酸化を抑えたり、強力な活性酸素の働きを抑制させるのに役立ちます。卵白リゾチーム（溶菌酵素）も免疫力をアップさせる働きがあります。これらの機能は、すべてがん予防において重要な働きです。

中高年に卵が敬遠されるのは、コレステロールのためです。ただこれも、卵じたいにコレステロールの代謝を調整する物質が多いので、通常の摂取量であれば、脂質異常を起こす心配はありません。ただし、摂取量は1日1個までです。

そして鶏肉同様、どういう環境で生まれてきたのかが大事です。5章で説明しましたが、安全面からトレーサビリティを活用しましょう。良質のものは割高になりますが、健康には代えられません。食べかたとしては、加熱すると抗酸化活性が増大するので、温泉卵やオムレツ、卵とじなど半熱状態で摂ることをおすすめします。

ゴマは不老長寿の薬!?

ゴマは、古来より「不老長寿の薬」として、世界中で愛されてきました。栄養的にも、不飽和脂肪酸のリノール酸やオレイン酸をはじめ、ビタミンB群、ビタミンE、カルシウム、リン、カリウムなどのミネラル、マンガン、チタン、バリウムなどの無機元素をバランスよく含んでいます。

とくに注目されるのは、ゴマリグナンです。ゴマリグナンとは、ゴマに含まれる脂溶性抗酸化物質の総称で、セサミン、セサミノール、セサモリンなどがあります。なかでもセサミンは、強力な抗酸化作用があることで知られています。細胞の脂質が酸化するのを防ぎ、細胞の老化やがん化から守ってくれます。ほかに、コレステロール生成も抑制して動脈硬化を防ぎ、脂質代謝を改善して、肝臓の働きを助ける優れものです。

食べかたとしては、粒のままだと大半が消化されないので、すりゴマやねりゴマとして摂取してください。ゴマ油も、高い酸化安定性を持ち、加熱調理の際におすすめです。

ハーブにあるがん抑制力

「デザイナーフーズ・プロジェクト」では、がん予防が期待できる食品として約40種類が紹介されていますが、そこにはバジル、オレガノ、タイム、ローズマリー、セージ、ミントなどハーブ類も数多く含まれています。

ハーブ類に共通する芳香成分には、活性酸素の有害性を除去する強い抗酸化物質があることが知られています。また、発がん遺伝子を抑えるという報告もあります。

料理の香りづけ、肉の臭《くさ》み消し、つけあわせ、サラダ、薬味、スープなどで積極的に摂ってほしいと思います。がん予防だけでなく、食欲増進、整腸効果、殺菌、消化促進、強壮など多くの効能も期待できます。

もちろん、解毒作用や免疫力アップにも役立ちます。先に挙げたハーブ以外にもクレソン、タラゴン、香菜、ターメリック、甘草《かんぞう》などがあるので、上手に摂取してください。

滋養強壮食品・ハチミツは、1日大さじ2杯

ハチミツは、古来より滋養強壮の食べものとして珍重され、また薬でもあったのです。ハチミツは、弱酸性で腐敗しません。さらに強い殺菌効果があり、食用のみならず、昔から傷の手当てにも使われてきました。

ハチミツの甘味は、ほとんどが果糖とブドウ糖によるものです。もっとも小さな単位に分解された糖なので、吸収がよく、すぐにエネルギーに変換され、血糖値を急上昇させることはありません。ミネラルやビタミンも豊富です。

ハチミツに含まれる有機酸（グルコン酸や乳酸、クエン酸、リンゴ酸、コハク酸など）は、クエン酸回路を正常化して、細胞の代謝を活発にします。クエン酸回路に支障をきたすと、がん化につながることはすでに説明しましたね。

ただし、純度が高く農薬の影響の無いものを選んでください。私は、みかんやレモンのハチミツが好みだったのですが、混ざりものである疑いが払拭《ふっしょく》できず、いまは農薬の影響を受けることの少ないアカシアや、ニュージーランド産で30年間、農薬が禁止されている森に生える殺菌力の強い樹木・マヌカの花から採れたハチミツを常用

しています。

マヌカのハチミツは、粘膜の保護作用に優れているだけでなく、最近、胃潰瘍や胃がんの原因となるピロリ菌に対する抗菌作用が、ほかのハチミツに比べ、7〜8倍高いことが報告されています。すぐに胃がんの予防になるのです。野菜ジュースやヨーグルトに混ぜたり、甘味料として砂糖の代わりに使うなど、1日大さじ2杯程度の摂取を目標としましょう。

7章

がんにならない生活習慣

がんになりにくい生活

「がんになりやすい生活」と「がんになりにくい生活」の違いは、厳然とあります。がんは生活習慣病ですから、生活習慣の見直し、改善で予防ができます。

がんを免疫の力で予防するには、やはり食事改善がいちばんですが、食事以外でもこれまで世界で行なわれてきたさまざまな研究から、がん予防・抑制に効果のある方法が報告されています。

以下、私も気をつけているがん予防の生活習慣を紹介します。ぜひ、日々の生活に取り入れてほしいと思います。

快眠の習慣～睡眠はがんの芽を摘む

まずは「睡眠」です。寝不足の時に風邪を引いたり、お腹をこわすなど、体調を崩すことは、みなさんも経験があると思います。原因は、免疫力が低下しているからです。

よく眠り、睡眠を十分にとることは、免疫力を向上させる基本的条件です。免疫研究の第一人者である、新潟大学大学院の安保徹《あぼとおる》教授は、快眠が免疫力を向上させると報告しています。

免疫の働きは、じつは自律神経と深くかかわっています。自律神経には「交感神経」と「副交感神経」があります。日中起きている時はおもに交感神経、夜寝ている時は副交感神経が優位に働きます。最近、これらの自律神経が、免疫にも影響することがわかってきました。

血液中の白血球は、免疫の主役ですが、おもに「リンパ球」と「顆粒球《かりゅう》」に分けられます。顆粒球は細菌などを処理し、リンパ球はがん細胞などの処理にあたります。交感神経は顆粒球を増やし、副交感神経はリンパ球を増やします。

両者はいっぽうが増えると、かたほうが減る関係にあります。この交感神経と副交感神経のバランスが取れている時はよいのですが、ストレスや緊張が高まると、交感神経の緊張が高まり、どんどん顆粒球が作られます。

顆粒球は、細菌の処理が終わると、活性酸素などの毒素を出します。また、顆粒球が持っている物質は、炎症を起こす作用があります。細菌を処理しているあいだはよいのですが、増えすぎると病原体とは関係なく、からだのあちこちに炎症物質をまき散らすのです。そのため、睡眠不足やストレスが続くと吹き出もの、肌荒れ、胃腸炎などが起こるのです。

その時、リンパ球と顆粒球の関係で見れば、リンパ球は当然減っています。つまり活性酸素を作る顆粒球が増え、がん細胞を処理するリンパ球が少なくなり、がんを発生させる環境になっています。毎日数千個も生まれる、がんの芽の摘み漏れがおこるのです。

安保先生の研究で、夜間リンパ球が増加し、日中起きている時間にはリンパ球が減ることが示されています。だから、リンパ球を増やす＝副交感神経が優位になる時間を増やす＝十分な睡眠を取らなければならないのです。

私はがん患者さんには、少なくとも9時間の睡眠をすすめていますが、健康な方でも、7～8時間の睡眠は取ってほしいと思います。なかなか確保できないという人もいるでしょう。そういう人には、短時間でも昼寝をすすめます。横になるだけでもよいので、からだを休める習慣を作ってください。

快便の習慣〜便秘は発がん物質を作る

突然ですが、下痢と便秘どちらが、からだに悪いと思いますか。じつは便秘のほうが、からだに悪いのです。下痢は副交感神経が優位の状態で、便秘は交感神経が優位の状態です。みなさんのなかでも、旅行した時に便秘した経験をお持ちの方もいるでしょう。こういう時は、交感神経が優位の状態になっているのです。

下痢と便秘を繰り返した時、まず解決すべきは便秘のほうです。便秘状態に陥った時、とくに女性に多いのが肌荒れや吹き出もの、ニキビに悩まされることです。前項の睡眠のところで述べましたが、これはストレス、交感神経緊張、それによる顆粒球急増が原因です。下痢も便秘も薬に頼らず、リラックスする時間を持ったり、食事で治していくなど、自分でストレスを解決する習慣をつけていってください。

便秘に話を戻しましょう。なぜ、いけないのでしょうか。便秘をして長いあいだ、腸内に便を溜めることは、がん予防の大敵なのです。

便のなかには、多量の腸内細菌とともに、毒素や発がん物質が含まれています。悪玉菌のウェルシュ菌や大腸菌は、動物性たんぱく質・脂肪を分解して、発がん物質や老化の促進物質を作ります。悪玉菌は、さらに脂肪を分解する胆汁酸《たんじゅうさん》を分解して、強力な発がん性を持つ二次胆汁酸を作ります。それでも終わらず、悪玉菌はまだ悪さを発揮して、ニトロシアミンという強力な発がん物質も作るのです。

便秘をするということは、このニトロシアミンなどの発がん物質を腸のなかに溜め込み、腸壁と長いあいだ接触させている状態のことなのです。腸は、免疫細胞が集中する免疫の要《かなめ》です。ここに発がん物質がとどまることが、からだによいわけはありません。

子どもは食事をすると、すぐにトイレに駆け込みますね。これはよい結腸反射《けっちょうはんしゃ》、あるいはよい直腸《ちょくちょう》反射が残っているからです。大人になると、理性が働くので反射が弱くなり、便秘しがちになるのです。

宿便も問題です。腸内に停滞している老廃物の存在ですね。老廃物は完全に排泄されなければなりません。がんが発生する原因のひとつに、腸内細菌叢の不全がありますが、その健・不全は宿便によって大きな影響を受けていることは疑いありません。

完全な排泄は、きちんとした栄養摂取に劣らぬくらい、大事なことです。だから、少食は、その意味でも大切なことなのです。たまには思いっきりお腹をすかせたり、軽い断食も効果があります。食物繊維を多く取れる野菜や果物、大豆などの摂取や、ヨーグルトの常食など、腸をきれいに保つ習慣を続けてください。

済陽式食事療法を続ければ、便秘、下痢の心配はまずありませんが、それでも便秘をした場合は、下剤や緩下剤などは使わずに、「大建中湯《だいけんちゅうとう》」などの漢方薬を利用してください。

または、その成分である、にんじんやしょうが、さんしょうなど、食物の形で積極的に摂るのがよいと思います。

運動の習慣〜上半身よりも下半身を鍛える

適度な運動は、がんを防ぐ習慣として、アメリカの「がん予防15カ条」にも取り上げられています。運動は摂取したエネルギーを使いきるという意味でも重要ですが、血液やリンパの流れをよくする効果もあります。心臓は、からだのすみずみまで血液を送り出すのが仕事で、動脈血管も、拡張と収縮を繰り返し、血液の輸送に働いています。

いっぽう、末端まで到達した血液を心臓まで戻す時には、筋肉が大事な働きをしています。「マッスルポンプ」と言って、血液を送るポンプの働きをしているのです。

とくに大事なのが、下半身の筋肉です。下半身の血液を、重力に抗して心臓まで押し戻すためには、第二の心臓と呼ばれる「ふくらはぎ」の筋肉の収縮運動は、欠かせません。下半身の血行がよくなれば、全身の血液の流れもよくなるのです。

健康の秘訣は、全身の血液の流れを円滑に保つことです。筋肉が運動によって収縮すると、その圧力で静脈の血液が上へ上へと運ばれていき、同時にリンパの流れもよくなるので、免疫系細胞も活動しやすくなります。がんや肥満、糖尿病、高血圧、脳卒中などは、ある面で運動不足によるものと言えます。

人体の筋肉は、その70％を下半身が占めていますが、筋肉量の低下は、30～40歳から徐々に始まります。20歳代をピークとすると、40歳代ではその約80％に、さらに60歳代では約60％に、70歳代では約半分にまで減少してしまいます。

また、上半身と下半身における筋肉量の低下を比較すると、下半身は上半身よりも約1・5〜2倍、低下のスピードが速いことがあきらかになっています。全身の70%を占める下半身の筋肉のほうが、すぐに減ってしまうのです。極論を言えば、上半身はほうっておいても、下半身の筋肉だけは、つねに鍛えることを意識すべきです。

加齢や運動不足で筋肉が減ると、血液中の糖分の燃焼が少なくなり、病気になる可能性が高くなります。下半身を鍛えることは、さまざまな病気予防につながっているのです。

歩くことは、健康を維持する大きな要因のひとつです。軽いジョギング、水泳、日曜農園でからだを動かすなど、適度な運動でストレス解消、免疫を活性化してください。エレベーターを使わずに、階段を使う、ゆっくりでも2段ずつ昇る、電車で座らない、時間のある時は思いきって1駅分歩くなどちょっとした努力で下半身、とくにふくらはぎの筋肉は鍛えることができます。

ただし、あまり激しい運動はケガのもとになるだけでなく、活性酸素の産生も増加させますので、注意が必要です。

入浴の習慣〜からだを温め、低体温を防ぐ

運動と同様に、血液循環を促進させるために大事なのが「入浴」です。入浴にはからだを清潔に保つだけでなく、全身の血液循環を改善してカロリーを消費するなど、さまざまな効果があります。血行がよくなれば、免疫細胞も異物を攻撃しやすくなり、免疫力向上にも役立ちます。

若い人に多いようですが、入浴せずにシャワーだけですませるのは、よくありません。風呂好きは日本人の伝統と言われていますが、この伝統は、ぜひ守っていただきたいと思います。最近、「からだを温める」「体温を上げる」といった健康法・健康本が人気ですが、まさにそのとおりで、体温は免疫力におおいに関係しています。

保温に気を配って、血流を活発に保つことが、免疫力を維持するのにたいへん重要なのです。がんにしてもうつ病にしても、なんらかの病気にかかっている人は、体温が低く、36度に届いていません。健康な人の平熱は、36・5〜37・1度と言われていますが、現代人は「低体温」の人が増えています。ストレスがその原因なのですが、体温が1度下がると免疫力は30％も低くなると言われています。

朝でも夜でもどちらでもいいのです。自分の生活のリズムに合わせて、毎日1回はゆっくり入浴し、からだを温め、体温を上げる習慣をつけてください。

それと前項でも書きましたが、筋肉も体温アップと密接な関係があります。きちんとした運動で、良質の筋肉を維持することが、低体温を防ぐ方法でもあります。冷えたままでは、全身の免疫態勢がすばやく整えられません。腹巻きなどで、からだを温めましょう。冬場のマフラー、マスク1枚も、衣服1枚分の保温効果があります。それぞれのやりかたで工夫し、保温を習慣化してほしいと思います。

深呼吸の習慣〜副交感神経を優位にする

人間は、不安な時には浅くて速い呼吸になり、リラックスしている時には深くてゆっくりとした呼吸になります。私たちが行なう活動のなかで、呼吸だけは意識と無意識の両方につながっています。

呼吸は、しようと思わなくても、忘れていても行なわれています。無意識の領域ですね。自律神経の支配下に入っているから、勝手に動いてくれるのです。怒ったり、ストレスを感じたりすると交感神経が緊張し、呼吸は速くなります。のんびりしている時は、副交感神経が優位な状態になっていて、呼吸はとてもゆっくりしたリズムになっています。

また、呼吸は自分の意思でコントロールもできます。深呼吸がそうです。意識してゆっくり息を吐き出し、吸い込みます。それを数回続けると、私たちのからだのなかでは「酸素がたくさん入ったぞ」という情報が自律神経に到達します。

すると、副交感神経が活性化して「ゆっくりとした呼吸にしよう」というスイッチが入り、「これ以上多く、酸素は取り込まなくてもいい」という反応が起こります。だから、深呼吸をすると副交感神経優位になり、リラックスが訪れるのです。

逆に交感神経の緊張こそ、万病のもとです。強いストレスを受けるなど交感神経が緊張している時ほど、意識して深呼吸をしてください。1日に何度か深呼吸をする習慣を身につけてほしいと思います。このように、呼吸と自律神経の関係性を健康効果として知っておいてください。

交感神経緊張の話から言いますが、心の持ちかたも、病気におおいに影響します。

強い感情の働きというのは、からだに必ず影響を与えるのです。ひとつのことをひどく深く悩んだり、ちょっとしたことをいつまでもくよくよ悩んだり、他人をねたんだり、ひがんだりする気持ちも限度を超えると、必ずからだに破綻が訪れます。

悲しみも苦しみも人生にはつきもので、たいへんつらいことですが、いつまでも引きずらない努力が大事です。とても難しいことですが、自分のためにも、周りの人のためにも、嘆きのなかで過ごすことが、よいことか悪いことかを考えなければなりません。

仕事などでがんばることは大事ですが、がんばりすぎないことも大事です。いきすぎは、必ず交感神経の緊張を招きます。心の持ちかたが、がんを含め病気を招くか、避けるかの分岐点になるのです。たえずそういうことを意識して、自分の心と向かい合ってほしいと思います。

最後にひとつ。生きがいをつねに持つ、そしてそれに向かって努力する、それこそが人生の意味なのです。つねに「前向き」に生きる、これもがんを含め病気の予防に大切なことです。

付録① 食品添加物の危険度チェック

食品添加物とひとことで言っても、どれくらいの人がきちんと理解されているでしょうか。食品添加物とは、加工食品を作る時に製造や保存に用いる甘味料、調味料、着色料、保存料などのことで、私たちの食生活を便利にしています。

添加物の安全性は、基本的に動物実験で確認されてはいます。といっても指定されているもののなかには、発がん性などのリスクが心配されるものもあります。利便性だけでなく、危険な一面もあることを理解しておきましょう。

たとえば、平成十六年にはハム、ソーセージなどの畜肉加工食品、かまぼこなどの水産加工品等に使用されていた着色料の「アカネ色素」という添加物が、発がん性を理由に使用禁止になりました。禁止されるまでは安全ということで、使用が許可され

おもな食品添加物の危険度

種類	名称	危険度
甘味料	キシリトール、アスパルテーム、ステビア、甘草	2
	ソルビトール	1
着色料	タール色素	4
	クチナシ色素、食用黄色素、コチニール	2
保存料	ソルビン酸、安息香酸ナトリウム	4
	しらこたんぱく抽出物、ポリリジン	2
酸化防止剤	エリソルビン酸ナトリウム	4
	ビタミンE、ビタミンC	1
発色剤	亜硝酸ナトリウム、硝酸ナトリウム	4
漂白剤	亜硫酸ナトリウム、次亜硫酸ナトリウム	4
防カビ剤	オルトフェニルフェノール、ジフェノール	4
イーストフード	臭素酸カリウム	4
	リン酸3カルシウム、炭酸アンモニウム	3
調味料	5'グアニル酸2ナトリウム	4
	Lグルタミン酸ナトリウム、5'イノシン酸2ナトリウム	3
	グルタミン酸ソーダ	1
かんすい	ポリリン酸ナトリウム	4
	炭酸カリウム(無水)	1
その他	水酸化ナトリウム、活性炭、液化アミラーゼ	1

（「食品添加物公定書解説書第6版」ほかより）

ていたわけです。食品のなかに入っている原材料について、一度考えてみる必要があるのではないでしょうか。

現代は、ファストフードや栄養が〝死んだ〟食材のオンパレードです。食品添加物のなかにも危険性の高いものと、それほど高くないものがあります。とくに危険性が高いとされているものについては、ぜひ知っておいてください。

ここでは危険度を1から4として、

1＝問題ない
2＝安全性がよくわかってない
3＝できたら避けたほうがよい
4＝できるだけ避けたほうがよい

と分類します。危険度4の避けたほうがよいものには、着色料のタール色素、保存料のソルビン酸、発色剤の亜硝酸ナトリウムなどがあります。危険度3は、イーストフードのリン酸3カルシウム、炭酸アンモニウム、調味料のLグルタミン酸ナトリウムなどがあります。危険度2は、甘味料で知られるキシリトール、着色料のクチナシ色素などがあります。

「物質にはすべて毒性がある。毒性の無いものはない。用量が毒か薬かを区別する」「化学物質は、危険なものと安全なものに二分されるものではない。どんな化学物質でも、そのリスクはゼロにはできない」などの意見もありますが、やはり、危険度の高いものは、なるべく摂らないよう注意したいものです。213ページの表を参考にしてください。

付録② 食品表示の見かた

一般消費者向けの食品は、ＪＡＳ法や食品衛生法などにもとづいて、定められた項目を表示するように義務づけられています。

加工食品については、商品名、原材料名（すべての原材料を、使用した割合の多い順に表示）、内容量、消費期限または賞味期限、保存方法、製造者や加工者の名前と所在地などが表示されています。

ハム、ソーセージ、かまぼこなどの加工食品は食品添加物を使用していますから、あまりおすすめできません。

また、スーパーマーケットやコンビニエンスストアでよく見かける「カット野菜」。便利だからと利用する方も多いようですが、これも、あまりおすすめできませ

加工食品の品質表示

小麦粉は国産か
どうかわからない

ここから
食品添加物

名　　称　：ビスケット

原材料名　：小麦粉、砂糖、ショートニング、小麦全粒粉、全粒乳、カカオマス、植物油脂、モルトパフ、ココアバター、全卵、脱脂粉乳、食塩、モルトエキス、膨張剤、乳化剤（大豆由来）、香料、着色料（クチナシ、パプリカ色素、カラメル）

内 容 量　：８枚

賞味期限　：２０１１．〇〇．〇〇

販 売 者　：株式会社〇〇〇〇

保存方法　：直射日光や高温多湿の所を避けて保存の上、開封後はお早めにお召し上がりください。

賞味期限は別の場所に
表示されていることもある

ん。カット野菜は、野菜を切った後に、食品添加物を使用して長持ちさせている〝加工食品〟だからです。ビタミンも損失しています。やはり、野菜は季節の旬のもので、新鮮なものを購入するのがいちばんです。

農産物、畜産物を選ぶ時は、有機ＪＡＳマークを参考にするとよいでしょう。農産物であれば、２年以上前から農薬や化学肥料が使われていない土地で、作られています。

畜産物は、有機農産物を飼料として与え、野外で放牧され、抗生物質などを使用せずに育てられているなどの条件を満たしています。安心・安全の判断の目安になります。

産地名も表示が義務づけられていますから、それも参考にしましょう。最近は、それぞれの土地が特産品をブランドとして、品質をチェックしながら提供しているものもあります。

付録③　がんにならないジュースの作りかた

野菜・果物の大量摂取は、済陽式食事療法の大きな柱です。そのためにはジュースで摂るのがいちばんです。

野菜・果物にはビタミン、ミネラル、酵素、ポリフェノールなどのファイトケミカルが豊富で、これらはがんの原因となる活性酸素を除去してくれます。ほかにも滋養補給、整腸作用、免疫増強作用などよいことだらけです。皮つきで食べられる野菜は、皮も一緒に摂るのがポイントです。

ここでは、私が毎日飲んでいる基本のジュースを紹介します。このジュースをベースに季節ごと、旬の野菜・果物を組み合わせてください。ジューサーは、栄養素が破壊されにくい低速しぼりのスクイーズタイプがおすすめです。

① **材料**　無農薬・低農薬がよい。無理ならばスーパーなどで売られているものでもかまいません。

果物ジュース（毎日）

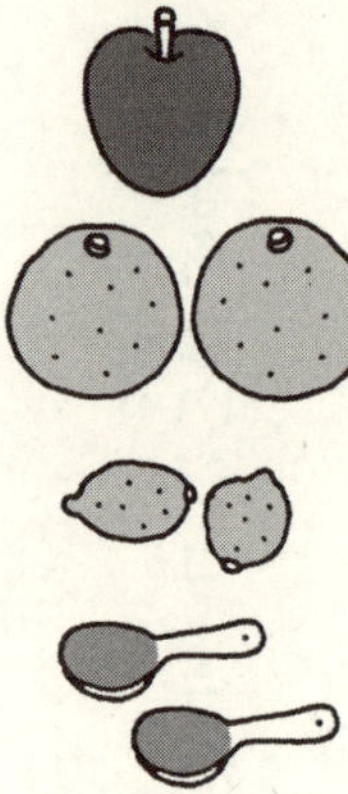

りんご
1個

グレープフルーツ
2個

レモン
2個

ハチミツ
大さじ2杯

野菜ジュース（週に2、3回）

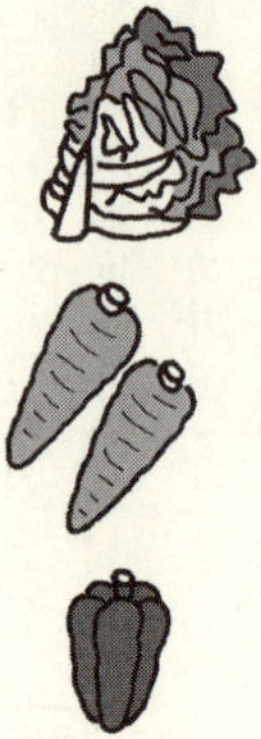

キャベツ
1/4個

にんじん
2本

ピーマン
1個

② **水につける**　皮についている農薬を落とすために前夜から、水につけておくとよい。

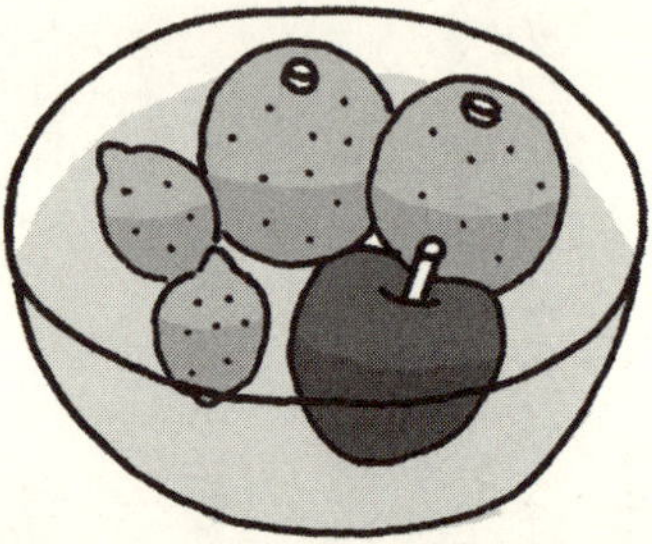

③ 皮をむく、切る　りんごは、皮に含まれるポリフェノールが失われないように、半分だけむく。グレープフルーツ、レモンは皮をむき種をとり、ざく切りにする。

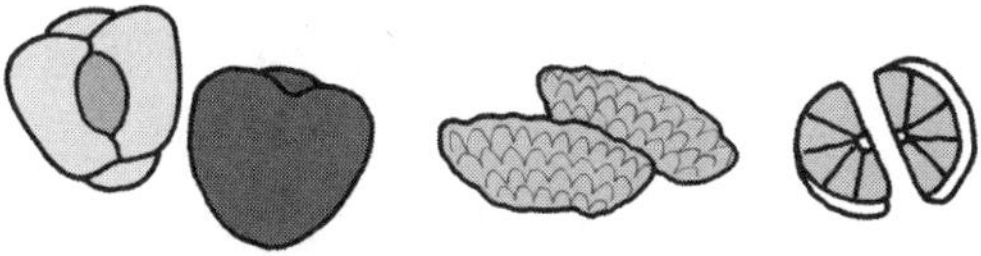

④ ジューサーに入れる　シトラスジューサーをお持ちの場合、グレープフルーツ、レモンはしぼる。なければ、すべてジューサーに入れる。

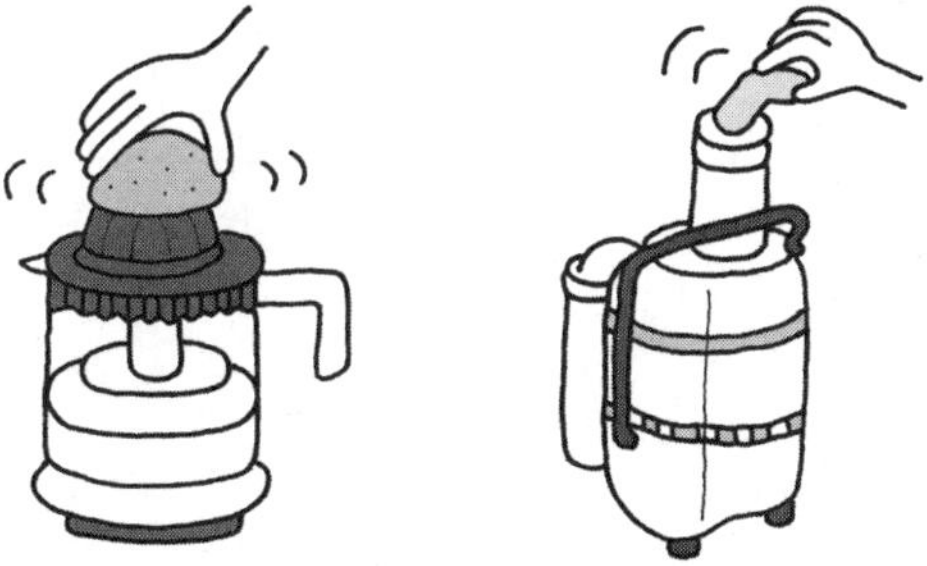

⑤ 完成　ハチミツ大さじ２杯を加え、混ぜて完成。作りおきせず、しぼりたてを飲みましょう！

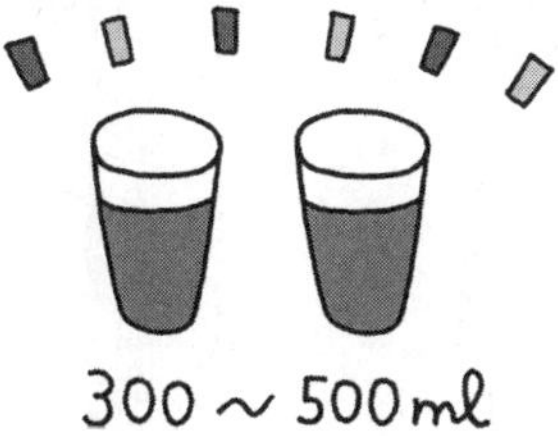

おわりに

「がんにならない毎日の食習慣」というテーマで、いろいろと提案をしてきました。では、そういう私はどんな食生活をしているのか、読者のなかには、興味を抱く方もいらっしゃると思います。そこで、私の食生活をここで簡単に紹介します。

私は、基本的に早寝早起きです。毎朝5時に起床、煎茶を2、3杯飲み、新聞などに目をとおします。朝食は7時頃ですが、その前に、家族みんなでジュースを作るのが日課です。

りんご1個、グレープフルーツ2個、レモン2個などをしぼったジュースに、ハチミツ大さじ2杯を加えたものが1人分です。週に2、3回は、そのジュースに、にんじん、大根の葉、小松菜、ほうれん草、キャベツ、レタス、セロリ、パセリ、そしてオレンジなど、そのときどきの旬な野菜・果物を選んで野菜ジュースを作り、1人200ミリリットルほど飲みます。この野菜ジュース作りは、私の役目です。

朝食は、玄米（3日に1度は玄米がゆ）とみそ汁、納豆、つけもの、梅干が基本でそれに副菜としてたまねぎのスライス、もやしやキャベツなどの野菜炒めや目玉焼きなどを適宜、組み合わせています。それに大根おろしが加わります。大根おろしは、湯のみ茶碗1杯分を食べます。みそ汁の具は、シジミやアサリなどの貝類、わかめと豆腐、あるいはナメコやシメジなどのキノコ汁が定番です。根コンブ茶を飲んだ時は、その根コンブを口に入れ、ガムのように噛みながら出勤します。

昼食は、りんご1個とヨーグルト500グラムを食べます。そして、お腹がすくと3時頃には、バナナやオレンジ、マンゴーなどの買い置きの果物、アーモンドなどのナッツ類、プルーンなどのドライフルーツを食べます。果物は抗酸化力が強く、からだの活性酸素を消去してくれるので、おやつには最適です。

夕食は、つきあいや会食があるので、食事の制限はゆるやかにしています。肉料理は週に1回くらいでしょうか。

私はお酒が好きなので、晩酌は毎日。しかし、ウイスキーか焼酎のお湯割りを2、3杯と多くは飲みません。自宅で飲む時のお酒のつまみは、野菜の浅漬け、枝豆、ザーサイ、ナッツのほかはイカやウルメイワシなどの魚介類が主体です。

食事は基本的に薄味で、昼食に塩分はありません。刺身や焼き魚などつけしょうゆがほしい時は、減塩しょうゆをさらにお酢で半分に割った、酢じょうゆをすこしだけ使います。

おかげで私の視力は良好です。外科医にとって目は命です。50代に入った頃、眼精疲労がひどく、いろいろ調べたこともありますが、私の視力は60代半ばになったいまでも両眼とも1・0で、老眼鏡も必要ありません。野菜や果物でカリウムを豊富に摂り、塩分摂取も少ない、この食生活のおかげと思っています。

私はがん患者さんに「済陽式食事療法」（栄養・代謝療法）を行なっていますが、もとより手術、放射線治療、抗がん剤治療の三大療法を否定するものではありません。私はがん、それも晩期がんの改善・治癒を一生の仕事、ライフワークとして選んだ消化器専門の外科医です。

現代医学において完治させることが難しいが、末期とは言えないがんを、私は「晩期がん」と呼んでいます。これを治していかないと、いまの医療形態、医師の不信を払拭できないと考えています。

本文でも述べましたが、ある時期、三大療法だけの治療に限界を感じ、食事療法に活路を求めたのです。現在も可能なかぎり、適切と思われる三大療法を施しながら、食事療法を行なっています。

その結果、治癒成果は飛躍的に上がりました。しかし、私の食事療法はまだ完成していません。まだまだ研究を続け、より完全なものに近づけ、多くの患者さんの役に立てるよう研鑽していきたいと考えています。

「はじめに」でも述べましたが、いま私はこう思っています。予防医学の推進こそが21世紀を生きる私たちの急務だと。

「病気を治す」より「病気にならないようにする」ということです。予防医学への取り組みこそが、私たちに課せられた大切な使命です。食習慣で言えば、日本の伝統的な食事を取り戻さなければなりません。健康を作り、守るための生活習慣を見直さなければなりません。意識すれば、生活は必ず改善されます。

この本を手に取っていただいたすべての方が、ご自分にとってなにが大切かを見きわめられ、充実した人生を送っていただくきっかけにしていただければ幸いです。

「あなたの食べものを薬としなさい」

紀元前5世紀に活躍した医学の祖、ギリシャのヒポクラテスが2500年も前に言った言葉です。食事こそが、万病の改善のもとなのです。この言葉の重みを、飽食の時代と言われる現代に生きる私たちは、気づかなければなりません。

最後にこの言葉をみなさんに送りたいと思います。

参考文献

『日本人だけなぜ、がんで命を落とす人が増え続けるのか』済陽高穂著（主婦と生活社）
『今あるガンが消えていく食事』済陽高穂著（マキノ出版）
『私のがんを治した毎日の献立』済陽高穂著（講談社）
『がん再発を防ぐ「完全食」』済陽高穂著（文春新書）
『今あるがんに勝つジュース』済陽高穂監修（新星出版社）
『免疫革命』安保徹著（講談社インターナショナル）
『病気にならない免疫生活のすすめ』安保徹著（中経の文庫）
『体温を上げると健康になる』齋藤真嗣著（サンマーク出版）
『ガンになる人ならない人』甲田光雄著（春秋社）
『天皇家の健康食』横田哲治著（新潮社）
『台所にあるガンを防ぐ食品』大澤俊彦監修（マキノ出版）
『がんの正体』中川恵一著（ＰＨＰ研究所）
『縄文の豊かさと限界』今村啓爾著（山川出版社）
『毎日ライフ』二〇〇四年七月号〜二〇〇六年二月号（毎日新聞社）
『栄養療法ガイドブック』デニス・モーティモア著（産調出版）
『原色日本野菜図鑑』高嶋四郎著（保育社）

本書は祥伝社黄金文庫のために書き下ろされた。

一〇〇字書評

切り取り線

購買動機（新聞、雑誌名を記入するか、あるいは○をつけてください）

□（　　　　　　　　　　　　　　　　　）の広告を見て
□（　　　　　　　　　　　　　　　　　）の書評を見て
□ 知人のすすめで　　　□ タイトルに惹かれて
□ カバーがよかったから　　　□ 内容が面白そうだから
□ 好きな作家だから　　　□ 好きな分野の本だから

●最近、最も感銘を受けた作品名をお書きください

●あなたのお好きな作家名をお書きください

●その他、ご要望がありましたらお書きください

住所	〒				
氏名		職業		年齢	
新刊情報等のパソコンメール配信を 希望する・しない	Eメール	※携帯には配信できません			

あなたにお願い

この本の感想を、編集部までお寄せいただけたらありがたく存じます。今後の企画の参考にさせていただきます。Eメールでも結構です。

いただいた「一〇〇字書評」は、新聞・雑誌等に紹介させていただくことがあります。その場合はお礼として特製図書カードを差し上げます。

前ページの原稿用紙に書評をお書きの上、切り取り、左記までお送り下さい。宛先の住所は不要です。

なお、ご記入いただいたお名前、ご住所等は、書評紹介の事前了解、謝礼のお届けのためだけに利用し、そのほかの目的のために利用することはありません。

〒一〇一-八七〇一
祥伝社黄金文庫編集長　吉田浩行
☎〇三（三二六五）二〇八四
ohgon@shodensha.co.jp

祥伝社ホームページの「ブックレビュー」からも、書けるようになりました。
http://www.shodensha.co.jp/bookreview/

祥伝社黄金文庫

祥伝社黄金文庫　創刊のことば

「小さくとも輝く知性」——祥伝社黄金文庫はいつの時代にあっても、きらりと光る個性を主張していきます。

真に人間的な価値とは何か、を求めるノン・ブックシリーズの子どもとしてスタートした祥伝社文庫ノンフィクションは、創刊15年を機に、祥伝社黄金文庫として新たな出発をいたします。「豊かで深い知恵と勇気」「大いなる人生の楽しみ」を追求するのが新シリーズの目的です。小さい身なりでも堂々と前進していきます。

黄金文庫をご愛読いただき、ご意見ご希望を編集部までお寄せくださいますよう、お願いいたします。

平成12年(2000年)2月1日　　祥伝社黄金文庫　編集部

がんにならない毎日《まいにち》の食《しょく》習《しゅう》慣《かん》

平成22年7月25日　初版第1刷発行

著者　済《わた》陽《よう》高《たか》穂《ほ》

発行者　竹内和芳

発行所　祥《しょう》伝《でん》社《しゃ》

東京都千代田区神田神保町3-6-5
九段尚学ビル　〒101-8701
☎03(3265)2081(販売部)
☎03(3265)2084(編集部)
☎03(3265)3622(業務部)

印刷所　堀内印刷

製本所　関川製本

ISBN978-4-396-31520-7 C0147

祥伝社のホームページ・http://www.shodensha.co.jp/